한 방울의 기적
내 몸을 살리는 아로마테라피

초판 인쇄 2022년 02월 05일
초판 발행 2022년 02월 15일

지은이 김채연
펴낸이 채규선
편집 장옥희
디자인 이지민
일러스트 박다솜
총괄이사 나영란
마케팅 신광렬 최남식
펴낸곳 세종미디어
출판등록 2012.08.02. 제2012-000134
주소 경기도 고양시 덕양구 백양로 15, 1605-304
전화 070-4115-8860
팩스 031-978-2692
이메일 sejongph8@daum.net

ISBN 978-89-94485-50-8 (13510)
값 19,500원

내 몸을 살리는
아로마테라피

한 방울의 기적

김채연 지음

세종
MEDIA

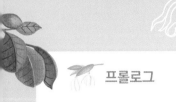

프롤로그

"향이 참 좋네요. 무슨 향이에요?"

한 방울에서 퍼지는 향기로도 사람들은 이렇게 묻곤 한다. 향기로 기분이 좋아지고, 두통이 사라지는 신비한 경험을 한 이들이 많을 것이다. 나 역시 그러한 경험으로 아로마의 매력에 빠지게 되었다.

첫 만남의 설렘이 좋은 향기로 기억된다면 낯선 이와의 만남이나 생경한 공간일지라도 오래도록 기억에 남는다. 그때 느꼈던 향기를 다른 곳에서 맡게 되면 그날의 설렘을 떠올리며 행복감에 젖게 된다. 이는 자신이 기억하든 기억하지 못하든 간에 과거 특정 향기에 얽힌 기억이 있고, 행복했던 감정이 자신의 뇌에 새겨진 것이다. 그래서 같은 향기나 혹은 유사한 향기에 의해 후각 자극이 일어나고 이 신호가 뇌를 자극하여 뇌 속의 과거 기억을 깨우게 된다. 그러므로 어떤 향기를 맡으면 단순히 그 향을 알아차리는 것뿐만 아니라 그 향에 얽힌 추억과 그때의 감정을 함께 떠올리게 되는 것이다.

반대로 고급스러운 공간에서의 멋진 이와의 만남이 불쾌한 냄새로 기억되면 상대가 누구든 두 번 다시 떠올리고 싶지 않게 된다. 이렇듯 향기는 인간의 감정을 좌우하는 신비한 힘을 가지고 있다.

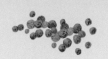

　지금까지 아로마(향기)를 몸소 체험하고 공부하면서 '사람들에게 조금 더 쉽게 알릴 방법이 없을까?'라는 고민을 해왔다. 그러던 중 제대로 알고 일상생활에서 누구나 쉽게 활용할 수 있는 방법을 제시하기 위해 이 책의 집필을 시작하였다.

　현대인들에게 필요한 의식주가 점점 담백해지고 순수한 자연으로 돌아가고 있다. 서양의학의 약물요법 중 가장 큰 단점은 약물 부작용인데 반해 대체의학인 아로마테라피Aromatherapy를 알고 이용한다면 우리가 누릴 혜택이 훨씬 많다. 아로마는 부작용이 없다는 것이 큰 장점이며, 치유 효과가 빠르고 크다는 점을 주목할 필요가 있다. 히포크라테스는 '병을 음식으로 고칠 수 없다면 의사도 고칠 수 없다.'고 하였다. 음식만 제대로 먹어도, 숨만 잘 쉬어도, 아로마오일을 제대로 사용할 줄만 알아도 우리는 건강한 삶을 살아갈 수 있다. 히포크라테스는 자신의 건강 비결로 날마다 아로마 목욕을 꼽았으며, 환자들에게 향기 요법을 처방했다.

　아로마테라피에 사용되는 에센셜오일은 자연에서 나고 자라는 100% 천연식물 허브에서 추출한 물질이다. 현재 약의 원재료 중

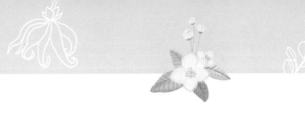

40~70%가 식물(허브)인 걸 보더라도 히포그라테스의 아로마 처방은 그리 놀랍지 않은 결과이다.

에센셜오일은 우리들 삶과 밀접한 관계에 있지만 대부분 얼마만큼의 양을 어떻게 사용하는지 잘 모른다. 그래서 이 책에서는 한 가지 오일만 가지고 있어도 어디에 어떻게 사용할 수 있는지 대표적인 방법을 설명함은 물론 더 나아가 생활 속에서 유용하게 사용할 수 있는 활용법도 제시해 놓았다. 삶의 전반에 꼭 필요한 내용, 간단하지만 절대 가볍지 않은 내용만 언급한 책이라고 보면 된다. 이 책은 아이콘 안내와 지시에 따라 X축과 Y축을 따라가듯이 쉽게 이용할 수 있게 구성되었다.

제아무리 최고의 건강법이라 한다 해도 실천하지 않는다면 무용지물이다. 현대인들은 몸에 작은 이상만 생겨도 병원과 약국을 찾는다. 가벼운 두통과 소화불량, 생리통, 불면과 우울 그리고 스트레스, 피부관리, 다이어트에서 요리까지 아로마 에센셜오일을 제대로 사용하기만 한다면 굳이 병원을 찾지 않고도 가벼운 증상은 쉽게 해결할 수가 있다.

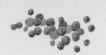

　아로마 에센셜오일은 갓난아이부터 노인에 이르기까지 일상생활에서 다양한 방법으로 사용된다. 생각의 전환이 본인의 건강과 더불어 가족들 건강에도 도움을 줄 수가 있다. 식탁 위의 영양제처럼 아로마 에센셜오일 몇 종류만 가지고 있어도 생활이 훨씬 향기롭고 건강해진다.

　현대인들은 원인을 알 수 없는 질병이나 신종 바이러스와 공존하며 살아갈 수밖에 없는 것이 현실이다. 아로마 에센셜오일을 생활화하여 '감정, 신체, 이성' 세 가지 요소의 균형감 있는 건강 삼각형을 만들어 보자. 막연히 좋은 향기로만 아로마를 인식하기보다는 그 활용법과 효능을 제대로 알고 적절하게 사용하여 향기를 통해 여유를 얻는 삶, 또한 그 삶의 질을 한 단계 높이기를 소망해 본다.

향기 디자이너 **김채연**

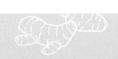

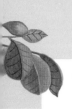 일러두기

1. 이 책의 활용법

몸과 마음의 상태에 따라 증상별 아로마 에센셜오일을 어떻게 활용하면 좋은지, 향기 요법 종류와 아로마 에센셜오일의 형태에 대한 활용법을 누구나 알기 쉽게 아이콘으로 분류하였다.

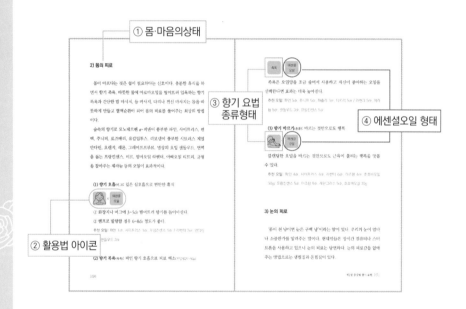

① 몸·마음의 상태: 몸, 마음의 증상을 확인한다.

② 활용법 아이콘: ①의 상태에서 ②의 활용법이다.

③ 향기 요법 종류 아이콘: 9가지 아이콘의 향기 요법 활용방법 안내

향기 호흡
(건식흡입/램프 확산)

목욕
(수욕, 좌욕, 족욕)

마사지

바르기

마시기

좌약
(캐리어오일과 함께)

가글

습포법
(냉·온 찜질팩 하기)

스팀/김쐐기

④ 에센셜오일의 형태 아이콘: 10가지 아이콘의 에센셜오일의 형태별 활용방법 안내

에센셜 오일	캐리어 오일	마사지 오일	플로럴 워터	인퓨즈드 오일
에센셜오일을 통해 향을 즐길 때	에센셜오일을 희석할 때	몸에 바르는 오일 만들어 사용	스킨, 미스트 등	허브, 꽃 등을 오일에 담가 사용

팅크처	롤온	연고	스프레이	겔
목욕하거나 마실 때 희석하여 사용	롤온 스틱	연고, 밤	스프레이	겔, 젤 타입

③의 아이콘과 × ④의 아이콘 내용을 활용해 향기 요법과 아로마 에센셜오일을 더 효과적으로 사용하는 활용법을 제시한다.

2. 아로마 간단 사용법

　다음은 이 책에서 안내하는 사용법과 기타 활용법을 정리한 표이다. 잘못 사용하면 건강에 해를 끼칠 수도 있으니 주의하자.

형태＼방법	향기 호흡	목욕	습포(찜질)스팀	바르기	마사지	마시기	가글	좌약
아로마 에센셜오일	○	○	○ ☞1	◑	◑	○ ☞2	○ ☞1	◑
캐리어오일	◑	◑	◑	○	○	○	◑	◑
마사지오일	○ ☞4	◑	◑	○	○	×	×	×
인퓨즈드 오일	○	◑	◑	○	○	◑	◑	◑
팅크처	◑	○	◑ ☞3	◑ ☞3	×	○ ☞1 ☞3	○ ☞1 ☞3	×
플로럴워터	○	◑	○	◑	×	×	◑	×
롤온	○ ☞4	×	◑	○	○	×	×	×
연고	○	×	◑	○	○	×	×	×
스프레이	○ ☞4	×	◑	○	○	×	◑	×
겔	○	×	◑	○	○	×	×	×

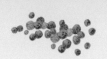

향기 호흡 – 머그(습식), 목걸이, 화장지(건식), 램프 확산(디퓨저)

향기 목욕 – 전신욕, 반신욕, 수욕, 족욕, 좌욕

향기 바르기 / 향기 마사지

○ 본문에 소개한 대로(사용 가능)

◑ 본문에 소개한 방법은 아니지만(사용 가능)

×추천하는 방법이 아님

☞ 1. 냉수, 온수에 희석해서 사용 가능

☞ 2. 식약처 등록과 식용 오일 표기한 오일은 가능

☞ 3. 알코올 자극성에 유의

☞ 4. 건식 흡입(향기 호흡) 가능

*국립국어원의 외래어표기법에 따르면 '아로마세러피(aromatherapy)'가 바른 표기이나 일반적으로 '아로마테라피'로 통용되고 있어 부득이하게 이 책에서도 이를 따랐음을 밝혀둔다.

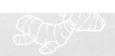

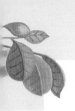

차 례

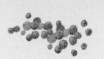

제1장

아로마 에센셜오일

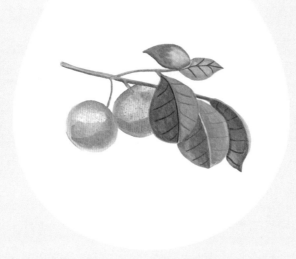

1. 아로마 에센셜오일이란?

아로마테라피는 향^{Aroma}과 치료·요법^{Therapy}의 합성어로 향기와 치료를 의미하는 대체의학의 한 분야이다. 에센셜오일은 향이 나는 식물의 꽃, 잎, 뿌리, 나무의 진, 씨앗, 과육 등에서 추출하여 얻는 휘발성 식물 정수로 인간에게 유용한 항산화 물질이다. 아로마 에센셜오일 또는 에센셜오일, 아로마오일이라 부른다. 그 종류는 식물의 종류에 따라 다양하며, 소량이 추출되므로 매우 귀한 물질이다. 에센셜오일은 몸과 마음, 표면적인 질환의 증상을 줄여주기에 병의 치유를 돕는다고 할 수 있다.

식물은 스스로 움직일 수가 없어 해충과 세균, 자외선 같은 외부적의 공격으로부터 맞서 싸우거나 대항할 수 없기에 자신을 지키기 위해 각기 특정 물질을 분사하며 쓴맛과 떫은맛 또는 특유의 맛과 독성분을 지닌다. 이는 식물 자체에서 생산되는 대량의 활성산소로부터 산화를 막기 위한 항산화 물질이다. 우리는 이러한 식물 에너지를 아로마 에센셜오일로 추출하여 사용함으로써 식물과 같은 효과를 얻을 수 있다.

인간은 가벼운 질병부터 염증과 통증을 예방하고 완화하는 데 있어 아로마오일이 효과적이라는 것을 오랜 경험을 통해 알게 되었다. 수천 년 전부터 동·서양을 막론하고 식물에서 에센스를 얻는 기술을

터득하여 다양하게 활용하게 되었으며, 몸과 마음의 균형을 위해 사용하는 방법이 전해져 내려왔다.

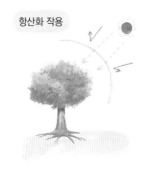

식물은 자외선과 외부 공격으로부터 자신을 지키기 위해 스스로 항산화 물질을 생산한다.

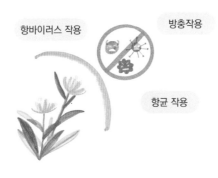

식물은 자신을 지키기 위해 특정 물질을 분사하며 항염, 항균, 항바이러스, 방충작용으로 우리에게 도움을 준다.

〈식물의 효능〉

1) 아로마 에센셜오일의 흡수와 배출

(1) 아로마 에센셜오일의 흡수

향기는 우리 몸의 면역기능을 높이고, 내부 장기와 호르몬 대사에 영향을 미친다. 바이러스, 박테리아, 곰팡이에 대한 저항력을 높이고 신경계와 내분비계 등 인체 모든 계통에 영향을 주어 정신적·육체적 균형을 돕는다.

① 피부를 통한 흡수

아로마 에센셜오일의 미세한 분자구조는 표피와 진피층을 뚫고 우리 몸속으로 흡수된다. 진피층의 모세혈관, 림프관을 통해서 체액의 흐름과 함께 운반되는 에센셜오일 성분은 혈액을 타고 전신의 조직과 기관의 치유작업을 시작한다.

② 호흡을 통한 아로마

코의 점막, 후각 신경세포를 통해서 기관지, 폐의 점막, 모세혈관을 지나 우리 몸 각각의 장기로 운반되어 치유 작용을 한다.

③ 경구투여

소량이라 할지라도 구강 점막, 식도의 점막, 위 점막에 닿는 아로마 에센셜오일은 매우 강하다. 점막에 상처가 생길 우려가 있으므로 조심해서 투여하여야 한다. 반드시 적합한 양을 지켜야 하고 오일 농도는 베이스에 충분히 희석하여 마시도록 한다.

④ 좌약

캡슐 형태로 항문 또는 질에 사용할 수 있다. 소량이라 하더라도 질 점막, 항문 점막에 묻은 오일로 인해 일시적으로 통증을 동반할 수도 있다. 경구투여, 좌약의 형태는 전문가의 상의 없이 개인이 임의로 사용하지 않도록 한다.

(2) 아로마 에센셜오일의 배출

에센셜오일은 일단 몸 안으로 한 바퀴 돌고 난 이후 신장과 간으로 운반되어 대사과정을 거치게 된다. 이후 소변과 대변, 땀이나 날숨을 통해서 몸 밖으로 배출된다. '화장은 하는 것보다 지우는 것이 중요하다.'고 했듯이 아로마 에센셜오일도 흡수 못지않게 배출 또한 매우 중요한 일임을 기억하자. 아로마테라피를 할 때 몸 안에서의 순환을 위해서 따뜻한 물을 수시로 마시는 것이 좋다.

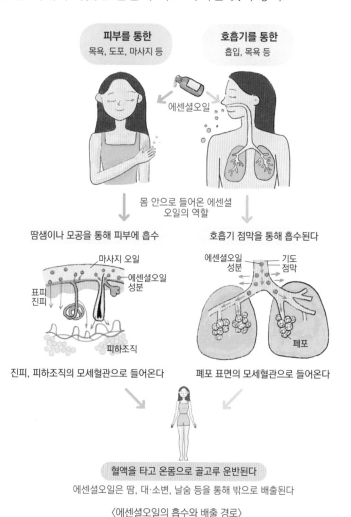

〈에센셜오일의 흡수와 배출 경로〉

2) 아로마 에센셜오일 구매 시 주의점

다음과 같은 몇 가지 사항에 유의하면 용도에 맞는 품질 좋은 제품을 구입할 수 있다.

(1) 학명을 잘 살펴보아야 한다

오일은 종에 따라 여러 학명이 있다. 예를 들자면 흔히 사용하는 라벤더는 크게 다섯 종으로 나눠진다.

트루라벤더*L. angustifolia*, 스파이크 라벤더*L. latifolia*, 라반딘*L. x intermedia*, 매리타임 라벤더*L. stoechas*, 프렌치 라벤더*L. dentata*라는 학명으로 오일명 아래에 이탤릭체로 표기된다.

학명, 품종의 타입에 따라 화학성분이 다르므로 용도에 맞춰 사용하는 것이 효과적이다. 라벤더 오일을 얼굴에 사용할 경우 부드러운 트루라벤더 타입을, 통증 부위에 쓰고 싶다면 약성이 강한 스파이크 라벤더나 라반딘 타입을 활용한다. 오일 병에 표기된 학명과 타입을 꼭 확인하고 사용해야 한다. 우리가 자주 접하게 되는 라벤더오일은 대부분이 트루라벤더이다.

(2) 유통기한을 잘 살펴보자

제조원에서 대부분 만료 기간이 3년이 표기되어 공급된다. 시간이 너무 지나게 되면 오일이 변질되어 정유 본연의 향을 잃어버리므로 치료 효과가 없어지고 오히려 피부 트러블만 유발시킨다. 만다린이나 오렌지오일 같은 시트러스 계열은 오일 병을 개봉한 후 6개월에서 1년 안에 사용하는 것이 좋고, 잎에서 추출한 오일은 1~2년 정도, 뿌리나 레진에서 추출한 오일은 몇 년이 지나도 무방하다. 이집트의 미라 방부에 쓰인 미르(몰약), 프랑킨센스(유향) 등의 오일은 수천 년이 지나도 향이 남아 있는 것을 확인할 수 있듯 에센셜오일의 사용 기간도 다양하다.

(3) 안전한 식용 오일인지 확인한다

에센셜오일을 먹는 용도로 사용할 경우에는 유기농 제품이 안전하다고 보면 된다. 먹는 오일은 식품의약품안전처에 등록된 제품을 사용하자. 오일 병에는 오일명, 학명, 유기농 유무, 100% 천연오일, 제조사, 주의점이 표기되어 있고, 포장 박스 하단에 만료 기간, 설명서에 추출 부위와 추출법이 표기되어 있다.

- Common Name / 오일명
- Scientific name / 학명
- Orgnic / 유기농
- 100% Pure, Natural, Autentic / 순수천연
- Caution / 주의점
- Plant part / 추출 부위
- Extraction Mathod / 추출법
- Expiry date / 만료일

3) 아로마 에센셜오일 활용 시 꼭 지켜야 할 사항

아로마 에센셜 오일 중에는 자극이 강한 오일도 있다. 몸 상태에 따라 안전하고 효과적인 사용을 위해서 각 챕터마다 아래 사항에 주의하자.

(1) 의사, 아로마테라피스트의 상담이 필요한 경우

책의 내용을 활용하기 전에 아래 사항에 해당할 경우 반드시 의사나 약사 또는 아로마테라피스트의 상담 후 적절하게 향기 요법을 사용해야 한다.

① 임신 중, 특히 초기인 경우

② 신생아와 노약자인 경우

③ 약물을 복용하고 있는 경우

④ 지병이 있는 경우

⑤ 알레르기가 있거나 특이체질인 경우

⑥ 중대 질병이나 병력이 있는 경우

⑦ 호르몬계 질환이 있는 경우

⑧ 천식 환자인 경우

⑨ 수술한 경우

(2) 아로마 에센셜오일 사용 시 안전지침과 주의할 점

피부에 사용할 때 패치테스트를 통해서 알레르기 반응의 유무를 확인한다. 팔 안쪽에 캐리어오일에 사용할 농도로 희석해서 바르고 24시간 이후 피부 상태를 체크해 보는 방법이다. 빨갛게 붓거나 가렵거나 하면 사용하지 않도록 하며 결과를 기록한다.

① 아이들의 손이 닿지 않게 보관한다. 화기에 주의한다.

② 사용량을 지침에 따라서 사용하며, 적은 양으로 시작하면서 점점 양을 늘린다.

③ 한 종류 오일은 2~3주 또는 한두 달 사용 후, 일정 기간의 간격을 두고 재사용하도록 한다.

④ 에센셜오일은 고농축 원액이므로 전문교육을 받지 않은 경우 구강섭취는 주의해야 한다. 필요 시 아로마테라피 전문가의 지시에 따르며 절대 임의로 복용하지 않도록 한다.

⑤ 베르가모트, 레몬, 라임 같은 감광성(광독성: 자외선에 노출되어 일어나는 독성 반응) 오일은 자외선에 의한 색소침착이 될 수 있어 주의한다.

⑥ 라벤더와 티트리 외 에센셜오일 원액 사용을 주의한다. 특히 눈이나 점막 부위, 질, 직장에 사용하지 않도록 하며 문제 발생 시 캐리어오일로 닦아낸 후 빨리 깨끗한 물로 씻어낸다.

⑦ 개봉할 때는 사용일과 만료일을 확인한다.(뚜껑을 개봉한 오일은 사용 기간을 지키자.)

⑧ 임산부, 신생아, 노약자, 특이체질, 알레르기 천식 등의 질환자들은 사용지침을 지키도록 한다.

4) 아로마 에센셜오일 활용법

 (1) 흡입법

아로마테라피 요법 중 가장 쉬운 방법으로 혈액순환과 건조한 피부관리, 스트레스 해소에 효과적이다.

향기 흡입법으로는 건조 흡입법과 램프 확산법, 머그 이용 등 다양하다. 건조 흡입법은 화장지나 손수건, 베갯잇, 옷깃 등에 에센셜오일 1~2방울(이하 dr(drop)로 표기 통일) 떨어뜨려서 코로 흡입하는 방법과 목걸이나 아로마 스톤에 오일을 떨어뜨려 자연스럽게 올라오는 향을 호흡하는 방법이 있다.

램프 확산 흡입법은 도자기 램프 위에 뜨거운 물을 붓고 램프 아래 티 라이트 캔들에 불을 붙여 공기 중 향기를 서서히 확산시키는 방법과 전구의 발열을 통해 향기를 확산시키는 방법이 있다. 간편한 머그를 이용해서 뜨거운 물을 붓고 오일을 떨어뜨린 후 호흡하는 방법도 있다.

도자기 램프 흡입의 경우 티 라이트 캔들은 천연왁스로 만든 캔들을 사용해야 그을음이 없으며 인체에 무해하다. 석유에서 추출한 파라핀 양초는 연소하면서 벤젠, 수은 등의 중금속이 배출되어 오히려 머리가 아플 수 있다. 전기 램프는 편리하고 안전하며 영구적으로 사용할 수 있는 장점이 있어 가성비가 좋다. 램프의 물이 줄지 않도록 뜨거운 물을 계속 채워가면서 은은히 퍼지게 하여 향을 즐기는 것이 장점이다. 물은 뜨거운 물이어야 향이 빠르게 확산이 된다. 작은 캔들이라도 아이가 있을 때는 인화성 물질이 근처에 없는지 주변을 잘 체크한다.

흡입법은 감기 예방과 면역력 상승 또는 불면에 매우 유용하며 분위기를 바꿔주는 무드와 파티, 기분전환에 더할 나위 없이 좋은 방법이다.

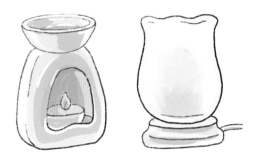

〈도자기 램프와 전기 램프〉

 (2) 습포, 찜질

우리가 흔히 이용하는 수건 찜질이라 생각하면 된다. 온수 또는 냉수에 아로마 에센셜오일을 떨어뜨린 후 수건을 충분히 적셔 치료하고자 하는 부위에 얹는다. 찜질은 일정한 온도를 유지하는 것이 좋고 15분 정도가 적당하다.

온찜질은 혈관을 확장하여 아로마 에센셜오일의 흡수를 더 높일 수 있다. 몸이 아프거나 피로할 때 온습포를 한 다음 척추를 따라 오일을 한두 방울 떨어뜨리거나 마사지오일을 바르는 방법은 매우 효과적이다. 관절 통증이나 만성 통증이 있을 때도 혈액순환을 촉진하여 굳은 관절이나 근육을 유연하게 해 준다. 어깨 통증과 목 통증, 척추 요통, 신경통, 류머티즘 관절염, 생리통 등 일반적으로 만성 통증에 유용하다.

냉찜질은 갑자기 생긴 타박상이나 발목을 삐끗하게 되어 혈관이 터지거나 부은 곳에 활용하면 좋다. 부어오르고 충혈된 혈관을 가라앉혀주는 효과가 있다. 혈관을 수축시켜 혈액순환을 줄여주고 혈관이 터짐을 막아주면서 통증을 줄여준다. 염증을 줄여주고 열을 떨어뜨리는 데 효과적인 방법이다.

두통이 있을 때는 목 뒤에 찜질팩을 하면 효과적이고, 눈이 피로할 때엔 시원한 화장 솜과 거즈를 감은 눈 위에 올려 팩을 하면 좋다. 화상을 입었거나 붉게 피부가 그을렸을 때, 벌에 쏘였거나 모기에 물렸을 때도 냉습포가 효과적이다.

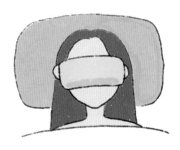

〈냉·온 습포〉

(3) 향기 목욕

　향기 목욕은 가정에서 손쉽게 할 수 있는 방법으로 탁월한 효과를 기대할 수 있다. 의학의 아버지로 불리는 히포크라테스는 몸과 마음이 아픈 사람들에게 날마다 향기 목욕을 처방했으며 본인도 즐겼다고 한다. 또한 고대 로마인들에게는 아로마 목욕을 하는 향유 문화가 발달했었다. 마치 온천에 가면 탕 속에 쑥과 같은 약초를 넣어 우려낸 온탕과 흡사했다.

　현대인들은 바쁜 일상으로 주로 간단한 샤워를 즐긴다. 몸이 천근만근 무겁고 피곤하며 감기 기운이 있을 때면 찜질방을 가거나 욕조에 물을 받아 몸을 담근다. 향기 목욕은 초기 감기를 이겨내거나 몸과 마음의 피로 풀기에 매우 좋다. 하나만 바꾸면 된다. 목욕물에 아로마 에센셜오일만 넣어주면 향기로운 입욕제가 된다. 오일 이외에 팅크처 또는 꿀을 욕조에 넣어도 좋다.

　① 전신욕

　먼저 몸을 깨끗하게 씻은 후 욕조에 따끈한 물(38~40도)을 받고 천일염을 종이컵 반(50g) 분량 정도 넣는다. 욕조 안에 몸을 담근 후 선택한 아로마 에센셜오일(10~20dr)을 떨어뜨리고 손으로 휘저어준다. 아로마오일은 인간의 피부 인지질과 친하다. 향기 오일을 먼저 넣을 경우 물 위에 동동 떠 있다가 에센셜오일 원액이 피부에 닿을 수 있기에 몸을 먼저 담근 후에 떨어뜨리는 것이 효과적이며 충분히 저어야 한다. 15분가량 욕조 가득 피어오른 향기를 코로 마시고 또 피부로 흡수하는 일석이조의 테라피를 동시에 즐길 수 있는 매우 효과적인 방법이다. 목욕이 끝나면 다시 씻지 않고 수건으로 물기만 살짝 눌러 닦아주도록 한다.

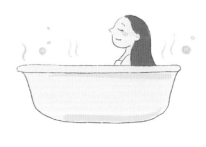

〈전신욕〉

② 반신욕

전신욕과 비슷하며 오일을 조금 줄여서 넣도록 한다. 반신욕은 심장에 무리가 가지 않게 하는 것이 중요한데 사계절 중 특히 여름철에 좋은 방법이다.

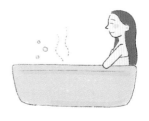

〈반신욕〉

③ 좌욕

부인과 질환이나 주로 치질, 전립선염 등의 염증이 있을 때 이용하면 좋다.

④ 족욕과 수욕

비금속성 대야나 양동이에 따끈한 물을 채운다. 천일염이나 에센셜오일을 사용하는 방법은 전신욕과 같으며 오일을 3~5dr 정도 떨어뜨려 무릎 밑까지 잠기는 족욕이나 무릎까지 잠기는 각탕법이 가장 효과 있다. 때에 따라 발목이 잠기는 간편 족욕도 좋다. TV를 보거나 거실 소파에 앉아 편히 해도 된다. 물이 빨리 식지 않도록 무릎 위에 두꺼운 담요나 수건을 덮어 늘어뜨린다. 중국속담에 '발이 건강하지 않은 사람에게 돈을 빌려주지 않는다.'라는 말이 있다. 발은

제2의 심장으로 피곤하거나 건강에 적신호가 오면 발바닥 통증이 유발된다. 발이 편하고 건강해야 몸이 건강하다. 족욕은 누구나 쉽게 할 수 있다. 손이 유독 찰 때 수욕은 빠른 혈액순환으로 매우 효과적이다.

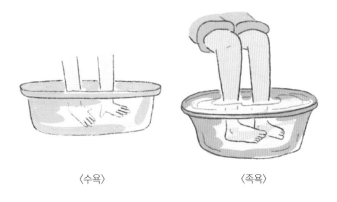

〈수욕〉　　　　　　　　〈족욕〉

 (4) 향기 바르기

　향기 요법 중 아로마 에센셜오일로 가장 큰 효과를 보는 방법이 에센셜오일 바르기와 마사지이다. 아로마 에센셜오일은 말 그대로 에센스 덩어리로 캐리어오일과 희석하여 사용해야 한다. 이때 100% 천연 식물성 캐리어오일을 사용하는 것이 원칙이다. 캐리어오일은 자체적으로도 영양이 풍부하므로 목적에 맞는 오일을 선택해야 한다. 캐리어오일도 2~3가지를 블렌딩하는 것이 묘미가 있다. 예를 들면 스위트 아몬드오일 40%+호호바오일 40%+맥아오일 20%는 훌륭한 조합이 된다.

오일의 양, 즉 농도는 성인일 경우 몸은 3%, 얼굴 1%, 헤어 두피는 1~2%, 노약자나 어린아이일 경우 성인의 반으로 줄이며, 아기는 어린아이의 반으로 줄여서 농도를 더 엷게 해 주어야 한다. 캐리어 오일은 피부 속으로 부드럽고 매끄럽게 잘 스며들게 해 주며, 아로마오일을 피부 속으로 운반하는 택배기사 역할을 한다. 아로마 에센셜오일의 분자구조는 매우 미세하여 피부 속으로 흡수가 된다. 몸에 바른 오일은 표피를 지나 진피층의 모세혈관, 림프를 지나 불과 수분이 채 지나지 않아 몸 전체 각 기관에 아로마 에센셜오일을 이동시키며 치유의 작업이 시작된다.

　라벤더오일을 블랜딩하여 바르기 전과 후의 실험에서 바른 후 혈액에서 라벤더오일 성분이 검출되는 연구결과가 있다. 이 연구로 아로마 에센셜오일이 피부에 흡수됨을 알 수 있다. 향기 오일 바르기와 향기 오일 마사지는 인간의 몸과 마음의 긴장을 풀어주고 편안함의 이완을 만들어 주기에 환상적인 솔루션이다. 전문가의 손길이 아니어도 좋으며, 자신이 직접 해도 효과가 있다. 쓱쓱 바르기만 해도, 쓰다듬어 주기만 해도, 지그시 눌러주기만 해도 좋다. 포인트는 엄마가 아이를 케어하듯이 사랑하는 마음으로 바르면 된다. 이것은 초보자 누구라도 가능하며 아로마 에센셜오일을 흡수시키는 것이 목적이기 때문이다.

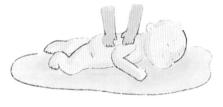

〈아기 아로마〉

(5) 향기 마사지

아로마 에센셜오일을 통해서 가장 효과적인 방법을 꼽으라고 한다면 단연코 향기 마사지를 꼽을 수 있다. 몸이 평소와 다르게 느껴지면 신경이 쓰이게 된다. 건강은 건강할 때 지켜야 한다. 날마다 마사지하는 습관을 지니라고 강력히 추천한다. 하루 15~30분씩, 30일의 자가 마사지로 놀라운 변화를 직접 느낄 수 있게 된다. 손발 저림이 없어지고, 몸이 따뜻해지면서 생기가 돌게 되는데 이는 '우유를 마시는 사람보다 우유를 배달하는 사람이 더 건강하다.'라는 말과 같다.

마사지할 때는 몸의 컨디션이 좋을 때 하도록 하자. 몸이 너무 피곤하고 힘들 때는 다음 기회로 미루는 것이 좋다. 맑은 에너지, 건강한 에너지 발산이 중요하다. 마사지는 마사지하는 사람과 받는 사람, 서로의 에너지 공명을 통해 교감을 느낄 수 있다. 사랑스러운 아이나 배우자 등 사랑하는 사람에게 마사지하는 것은 아주 멋지고 특별한 경험이 된다.

에센셜오일을 몸으로 흡수시키기 위함이 목적이므로 전문가의 손길이 아니어도 전혀 문제없다. 편안하게 누워서 자리를 잡고, 조용하고 힐링이 되는 음악과 은은한 향의 캔들과 조명이 있으면 더욱 좋다. 장소는 조용할수록 좋다. 500원 동전 크기 정도의 오일을 손바닥에 덜어낸 다음 손바닥을 오른쪽으로 둥글게 3~5번 비비면 마찰로 인해 손바닥이 따뜻해진다. 마사지가 끝날 때까지 의식적으로 한 손은 항상 마사지 받는 사람의 몸에서 떼지 않도록 한다. 오일이 더 필요하면 마사지 받는 사람의 등에 한 손의 손등이 피부에 맞닿게 올려놓고, 그 손에 다른 한 손으로 오일을 떨어뜨린다. 이는 마사지 받는 사람과의 호흡 교감을 위해서이고, 편안한 일체감을 만들어 더 깊은 힐링을 받도록 하기 위해서이다. 마사지는 신체 부위에 따라 30분에서 1시간 정도 소요되는데, 언제 마사지했는지 모르게 푹 잠드는 경우가 많다.

피곤할 때엔 그냥 쓰다듬어 주거나 손바닥으로 쓸어주는 방법의 마사지만 해도 좋다. 향기 오일 마사지는 인간의 몸과 마음의 긴장을 풀어주는 더없이 좋은 방법이다. 마음이 더해지는 에너지 전달의 마사지이면 되는데, 이는 향기 오일 본질의 맑고 건강한 에너지를 아로마 에센셜오일을 통해 흡수시키는 목적이기 때문이다.

마사지 시 주의할 점으로 수술환자나 암 환자, 감염증, 심장병, 골절 등의 환자는 의사의 동의 없이 마사지해서는 안 된다. 마사지하는 사람은 손톱을 짧게 자르고 반지나 손목시계 등은 착용하지 않아야 한다. 양손은 온수에 담가 따뜻하게 하면 더욱 좋고 옷은 움직이기에 편한 소매가 짧은 옷을 입는 것이 좋다. 마사지할 부위에서 심장 방향으로, 림프 방향으로 마사지하도록 한다.

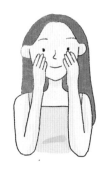

얼굴 관리

햇볕 노출, 여드름 또는 염증 완화, 미백,
보습 피부관리를 돕는다.

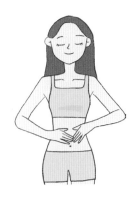

장 관리

복부 마사지를 통해 장의 활동을 돕는다.

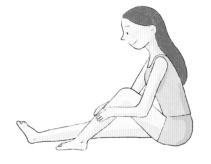

근육 피로, 부종

발과 다리 마사지로 근육의 피로와 부종
에 탁월하다.

〈향기 마사지〉

(6) 가글

목이 아프거나 감기 기운이 있을 때 아로마 에센셜오일을 떨어뜨린 미지근한 물로 가글하는 것은 매우 효과가 있다. 가글제를 약국에서 사지 않아도 되는데, 머그에 미지근한 물을 3분의 2 정도 붓고, 티트리오일을 한두 방울 떨어뜨려서 한 모금 물고는 목을 뒤로 젖혔다가 5초 정도 머금었다 뱉는 가글을 3~4번 반복한다. 일반 가글제는 목이 아프고 입안이 따갑도록 맵다. 천연 아로마 가글은 일반 가글제와는 비할 바가 안 될 정도로 항균, 항염, 치주염 치료는 물론 입안이 상쾌하고 구취까지 없애준다.

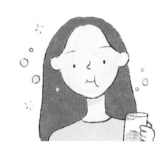

〈가글하는 모습〉

TIP **아로마 천연 가글제 & 아로마 천연 치약**

티트리 40dr+클로브 10dr+페퍼민트 10dr+프랑킨센스 20dr+미르 20dr=100dr
블랜딩한 아로마 천연 가글제를 미지근한 물에 1dr 떨어뜨려 가글을 하거나 칫솔에
1dr 떨어뜨린 아로마 치약으로 이를 닦아보면 상쾌해진다. 치약의 레시피 조합 향이
그다지 좋지는 않지만 두세 번 닦다 보면 익숙해지는데 입안이 개운하면서 입 냄새
도 사라진다. 각각의 오일이 없을 경우 티트리 오일만 사용해도 무방하다.

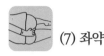 **(7) 좌약**

아로마 에센셜오일 1dr과 캐리어오일을 섞은 캡슐 좌약을 질이나 항문에 삽입하는 방법이다. 이 방법은 질, 항문 점막에 자극이나 손상을 일으켜 통증을 동반할 수 있기에 주의해서 사용해야 하며 필요에 따라 극소량을 사용한다. 사용하려는 블랜딩오일로 질 주변 마사지, 항문 주변 마사지를 하는 방법도 같은 효과를 기대할 수 있다.

① 질에 사용할 수 있는 오일

라벤더, 제라늄, 로즈, 티트리, 오렌지, 일랑일랑, 재스민, 프랑킨센스 등이 적합하다. 템포를 활용하는 방법도 효과적이다.

② 항문에 사용할 수 있는 오일

사이프러스, 주니퍼, 레몬, 라벤더, 제라늄, 오렌지, 만다린. 프랑킨센스 등이 적합하다.

 (8) 페이셜 스팀

아로마테라피 중 피부 미용에 가장 효과 있는 방법이다. 시골의 밥 짓는 가마솥을 연상해 보면 느낌을 알 수 있다. 예전 어머니들은 아궁이에 장작불을 지펴 밥을 지었고, 뜸이 잘 들었는지 솥뚜껑을 열어 확인하고 주걱으로 살살 저어 밥을 펐다. 이때 희뿌옇게 피어오르는 김을 얼굴에 가득 쏘였다. 생각해보면 페이셜 스팀이 바로 뜨거운 가마솥 밥 스팀과 같은 원리이다. 일이 고되고 힘들어도 어머니들의 얼굴 피부가 참 고왔던 이유도 여기에 있다.

가마솥 밥 스팀의 원리인 페이셜 스팀은 큰 대야에 3분의 2 정도 되도록 따끈한 물을 받아 원하는 에센셜오일을 5~10dr 정도 떨어뜨리고 충분히 섞는다. 머리카락이 흘러내리지 않게 정리한 뒤 스팀을 쐰다. 이때 뜨거운 스팀이 밖으로 나가지 않게 큰 수건을 머리 위로 덮어 늘어뜨리고 김을 쐰다. 눈은 자극이 갈 수 있으므로 감는다. 너무 뜨겁지 않도록 물과 한 뼘 정도 거리를 유지하는 것이 좋다.

수증기 페이셜 스팀은 혈액순환을 원활하게 해 주며, 노폐물 배출, 특히 딥 클렌징, 콧방울 주변의 블랙헤드 제거에도 효과적이다. 얼굴 팩을 한 것 이상으로 수분을 공급해주어 모공 관리에 아주 효과적인 방법이다.

세안은 미지근한 물에서 시작하여 차가운 물로 끝나는 원칙을 잊지 말자. 스팀을 쐬고 난 후에도 찬물로 톡톡톡 두드려주며 가볍게 찬물 마사지로 모공 수축을 유도한다. 일주일에 한 번은 페이셜 스팀 관리로 피부 관리를 하여 생기 있고, 탄력 있는 피부를 유지하자. 티트리 모공 수축 에센스나 모공 축소 스킨(P.273 참고)으로 피부 관리를 더욱 효과적으로 해보자.

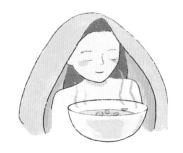

〈페이셜 스팀〉

TIP **피부 타입에 따른 추천 오일(3종류 × 5~10dr)**

- 일반, 건성 피부: 라벤더, 네롤리, 제라늄, 만다린, 로즈우드, 팔마로사, 로즈
- 지성 피부: 사이프러스, 레몬, 주니퍼, 파인, 라벤더, 티트리
- 민감성 피부: 네롤리, 로즈우드, 팔마로사, 만다린, 프랑킨센스

 (9) 마시기: 팅크처

한국은 한식에 쓰이는 간장이나 된장을 물에 연하게 타서 마시는 된장차, 간장차 등으로 소화기, 다이어트 건강치료에 매우 좋은 민간요법이 있다. 프랑스에서는 라벤더를 매우 영험하고 귀한 허브로 여겨 라벤더 달인 물을 마시고 바르는 민간요법이 있다. 프랑스 의사들은 약 대신 아로마 에센셜오일을 희석해서 마시는 자연 치료제를 처방하는데 현재 많은 나라에서 사용되고 있다.

이 방법은 매우 전문적인 것으로서 사용방법을 잘 따르도록 해야 한다. 우리가 즐겨 먹는 음식에 쓰이는 식물은 뿌리나 잎, 열매들이겠지만, 아로마 에센셜오일은 허브 약용식물의 에센스인 완전히 농축된 덩어리 에센셜오일이라는 점을 꼭 기억해야 한다. 예를 들어 레몬 15ml 작은 한 병에 레몬 껍질 70개 정도가 압축되어 있다. 음료로 마시는 경우는 필히 책의 사용법을 익힌 다음 적용해야 한다.

아로마 에센셜오일은 목적에 따라 사용하면 안전한 오일이 있는가

하면, 위험한 오일도 있기 때문이다. 몸에 쓰는 것은 괜찮지만 복용해서는 안 되는 오일로는 유칼립투스, 페니로얄, 오레가노, 세이지, 투자, 웜우드, 벤조인 등이 있다.

일단 에센셜오일은 마시면 구강의 점막과 식도를 타고 위 점막을 통과해야 하므로 충분한 희석이 되어 물과 오일이 섞인 물을 음용하는 것이 원칙이다. 그 후 소장을 거쳐 간에서 분해가 된다. 간은 소화의 장기로 무리가 갈 수 있으며 비효율적인 흡수의 형태가 있을 수도 있어 장기의 표면에 남아서 트러블을 일으키거나 오일이 도달해야 할 장기가 아닌 곳으로 도달하여 무리가 생길 수도 있다.

다음은 팅크처를 부작용 없이 마시는 방법이다.

① 팅크처나(1~2t)나 꿀(1T)에 소량의 오일을 떨어뜨려 미지근한 물을 섞어 마시면 무리가 되지 않는다. 꿀은 에센셜오일과 물이 어느 정도 섞이도록 하는 유화제 역할을 한다. 사용 오일의 양은 1~2dr 최소량으로 하고 하루 2~3번 마신다.

② 오일은 식약처에 등록된 오일, 먹을 수 있는 순도 높은 오일을 선택하도록 한다. 페퍼민트와 레몬, 오렌지, 주니퍼, 니아울리, 파인, 로즈, 샌들우드, 프랑킨센스, 몰약, 진저 등이 있다.

2. 다양한 형태의 아로마오일

에센셜 오일 1) 아로마 에센셜오일

에센셜오일의 형태 중에서 가장 대표적이고 효과적으로 사용되는 에센셜오일과 플로럴워터, 캐리어오일, 마사지오일, 인퓨즈드오일, 팅크처, 롤온, 연고, 스프레이, 젤의 10가지 형태별 사용법을 안내하려고 한다. 상황에 따른 아로마 에센셜오일의 적절한 사용법과 나에게 알맞은 쉽고 편리한 형태를 찾아 활용해 보자.

아로마 에센셜오일은 식물 허브에서 꽃과 잎, 뿌리, 나무, 수지, 열매, 과육에서 추출한 오일을 말한다. 각 식물의 고유한 에너지를 가지고 있으며, 정유의 형태로 휘발성 물질이다. 에센셜오일 추출 방법은 식물의 특성에 따라 다양하지만 대부분 90% 이상 수증기 증류법을 사용한다.

에센셜오일은 흡입, 습포, 목욕, 바르기, 마사지, 스팀, 가글, 좌약, 먹기의 9가지 향기 요법에 활용할 수 있다.

(1) 에센셜오일 추출법

① 수증기 증류법

에센셜오일의 90% 이상이 수증기 증류법으로 추출된다. 수증기 증류법은 우리가 흔히 알고 있는 송편이나 만두를 찌는 방법과 같다. 허브 원료를 찜통에 넣고 열을 가하게 되면 뜨거운 수증기가 허브들의 세포 장벽을 무너뜨린다. 수증기와 함께 휘발성 에센셜오일은 관을 타고 급속히 냉각수에 의해 식혀지고 통속에 물과 기름은 이내 분리가 된다. 물 위에 모여 있는 에센셜오일을 분리하여 병에 담는다. 로즈오또 & 아로마 에센셜오일 대부분이 수증기 증류법을 사용한다.

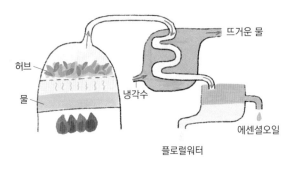

〈수증기 증류법〉

② **용매추출법**(앱솔루트, 솔벤트 추출)

용매추출법은 재스민, 네롤리, 로즈 등 가녀린 꽃에서 오일을 얻어낼 때 쓰이는 추출 방법이다. 핵산, 에테르와 같은 유기용매와 함께 열에 의해 가열하게 되면, 콘크리트가 형성되는데 딱딱한 벽돌 같다고 해서 콘크리트라는 이름이 붙여진 2차 산물이다. 콘크리트를 알코올과 함께 가열하면 알코올은 휘발되어 사라지고 남은 정제물질은 앱솔루트라 부른다. 이 방법은 다소 미량의 여러 부산물의 성분들이 섞여 추출될 수 있는 것이 단점이다. 예를 들어 로즈 앱솔루트는 용매법을 이용해서 추출한 오일이며, 로즈 오또는 수증기 증류방법을 사용해서 추출한 오일이다.

③ 초임계 이산화탄소 추출법

초임계 추출법은 기체도 액체도 아닌 액화 가스의 상태이다. 가스 자동차일 경우 LPG를 주입하게 되는데 LPG 액화 가스를 연상하면 느낌을 알 수 있을 것이다. 이산화탄소 압력을 이용한 방법으로 일정 용기에 가두어 놓고 임계온도(31℃)·임계압력(7.5MPa)을 초과한 상태로 조절하면 기체와 액체의 이성체를 가진 액화 가스 상태의 유체가 되는데 이것을 초임계 상태라 부른다. 이 방법의 장점은 향의 강도와 부드러움이 아주 곱다. 반면 기계의 정류과정 자체의 비용을 보면 대기업에서나 생산 가능한 시설이다. 로즈, 재스민, 네롤리, 연꽃, 프랑킨센스 등 고가의 에센스를 얻거나 약성을 더 얻으려는 방법으로 사용된다.

④ 냉침법

냉침법은 고전적인 방법으로 시간과 정성이 많이 들고 비용도 많이 들어가는 방법이다. 영화 〈향수〉 장면에서 보듯이 꼭 나무틀이 유리 액자처럼 생겼다. 유리판 가장자리를 나무틀로 만들어 유리 위에 정제된 지방 무향의 차가운 라드를 펴 바른 뒤, 꽃잎들을 한 장 한 장 포갠다. 에센스가 빠져나간 시든 꽃잎은 걷어내고 또 새 꽃잎을 올려서 반복 작업을 한다. 꽃의 에센스를 함유한 지방 포마드를 알코올을 이용하여 에센셜오일과 지방을 분리한 후 2차적으로 알코올을 다시 제거하여 에센셜오일을 얻어낸다. 섬세한 꽃들, 로즈, 재스민과 같은 값비싼 오일을 냉침법으로 추출한다.

⑤ 압착법

과일의 껍질만을 눌러 추출하는 방법을 말한다. 예를 들어 오렌지의 껍질을 깔 때 미세하게 분사되는 물질로 인해 상큼함이 느껴지는데, 그것이 오렌지오일이다. 깨끗하게 씻은 과일들의 껍질만 분리하여 압착할 때 얻어지는 물질을 정확히 말하면 에센스라고 할 수 있다. 영양성분의 함량과 흡수율이 가열하여 추출한 오일보다 좋아 아로마테라피에서 캐리어오일로 흔히 쓰이는 식물성오일 추출에도 많이 사용하는 방법이다. 수증기 증류법이나 용매추출법으로 추출된 에센셜오일보다 휘발성이 강하고 산화와 변질이 쉬워 유통기한이 짧다. 유자청을 담글 때 유자 속 알맹이를 뺀 껍질 부위를 사용하는 것을 생각하면 이해가 쉬울 것이다. 오렌지, 만다린, 탠저린, 레몬, 그레이프프루트 등 시트러스 계열은 모두 압착 방법을 쓴다. 라임은 시트러스계열 오일 중 수증기 증류법으로 뽑는 오일 향을 고급으로 여기며, 대부분 압착으로 얻은 오일의 향을 더 고급으로 여긴다.

 아로마 에센셜오일 사용 시 주의사항

– 피부에 바를 때는 캐리어오일을 희석해서 바른다. 때에 따라 국소부위에 아로마테라피스트의 지시를 받아 원액을 사용할 수도 있다.

– 감광성에 주의한다.

– 임산부는 3개월 이후 사용하며, 전문의나 아로마테라피스트와 상담한다.

– 신생아는 생후 3개월 후 사용하며, 사용 시 전문의나 아로마테라피스트와 상담한다.

– 눈에 들어가지 않도록 하며, 램프 확산 시 눈을 감고 호흡을 즐긴다.

– 알레르기와 천식 환자, 수술환자, 암 환자는 의사와 상담 후 사용한다.

– 화기에 조심하며 아이의 손이 닿지 않는 서늘한 곳에 보관한다.

플로럴 워터 **2) 플로럴워터(하이드로졸)**

허브에서 추출한 아로마 에센셜오일의 90% 이상이 수증기 증류법으로 만들어진다. 오일을 추출하는 과정에서 냉각수가 뜨거운 수증기 형태의 오일을 차갑게 식혀주게 된다. 이 뜨거운 수증기 속에는 물과 오일의 형태로 섞여 있다가 분리가 되며, 이 물속에는 녹아든 미량의 에센셜오일이 남게 되는데 이것을 플로럴워터 또는 하이드로졸이라고 부른다. 플로럴워터 1,000ml에는 0.2ml 정도의 미량이긴 하지만 에센셜오일이 남아 있어 오일의 은은한 향을 다양하게 쓸 수 있다.

피부의 pH를 조절하여 화장품 원료 등으로 많이 사용되며 보습과 진정에 탁월하여 스킨과 미스트로 사용하기 좋다. 라벤더와 캐모마일(국립국어원의 옳은 표기는 카밀러이나 독자의 이해를 위해 통용되는 캐모마일로 표기함.), 네롤리, 제라늄, 로즈, 로즈메리, 티트리, 멜리사, 페퍼민트, 위치헤이즐 등 다양한 플로럴워터가 있다. 용도와 기능에 따라 종류별로 사용하면 유용하다.

다음은 많이 사용되는 플로럴워터 베스트 5이다.

(1) 라벤더워터

항염과 항균, 보습, 수렴, 진정에 탁월한 라벤더워터는 모든 피부에 사용할 수 있다. 피부 재생력이 뛰어나 햇볕에 그을렸거나 화상에도 효과적이다. 캐모마일워터와 라벤더워터를 5:5로 섞어 사용해도 좋다.

(2) 로먼 캐모마일워터 / 저먼 캐모마일워터

신경계에 탁월한 로먼은 민감한 피부의 보습과 진정작용, 안정을 주며, 모든 피부 문제에 탁월한 저먼은 알레르기, 여드름, 피부염증과 상처에 매우 효과적이다. 로먼과 저먼을 5:5로 섞어서 사용하는 것도 좋은 방법이다.

(3) 로즈메리워터

통증과 신경계, 두피, 모발, 피부, 호흡기에 우수한 로즈메리워터는 피부 트러블, 여드름 피부, 지성 피부에 효과적이다. 남성 화장품, 남성 향수 베이스, 통증 스프레이 베이스, 특히 헤어 제품, 화장품 등에서 우수한 효과를 나타낸다.

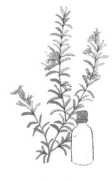

〈로즈메리〉

(4) 로즈워터

품격 있는 로즈의 은은한 향으로 모든 피부에 사용이 적합하다. 로즈워터는 로즈의 타닌 성분으로 피부의 수렴작용과 피부에 탄력을 주어 피부 미용에 주로 많이 사용된다. 노화 방지, 피부 수렴, 화장품 등에 매우 유용하며 특히 팩과 스킨, 미스트, 향수 베이스로 많이 사용된다.

(5) 네롤리워터

매력적인 네롤리 향은 플로럴워터 향만으로도 향취를 느낄 수 있다. 미백 효과와 진정 효과가 뛰어나 아기 피부와 노화 피부, 지성, 건성, 민감성 모든 피부에 잘 어울리며, 안티에이징, 피부 수렴, 화장품에 유용하게 쓰인다. 특히 팩, 스킨, 미스트, 향수 베이스로 많이 사용된다. 로즈워터와 네롤리워터를 5:5로 섞어 사용해도 효과가 좋다.

캐리어
오일
3) 캐리어오일

정제과정을 거치지 않은 캐리어오일에는 풍부한 영양덩어리 물질인 비타민E와 비타민A, 비타민D, β-카로틴, 레시틴, 필수지방산인 리놀레산, 올레산, γ-리놀렌산 등이 다수 함유되어 있다. 캐리어오일은 이름 그대로 에센셜오일과 섞여 몸속으로 끌어오는 운반 기능을 한다. 우리가 사용하는 식용유는 탈산과 탈검, 탈색, 탈취의 4가지 과정을 거친다. 마치 설탕으로 말하면 원당이 아닌 정제한 백색의 흰 설탕과 같다. 정제과정을 통한 오일은 열에 의한 영양소의 손실이 있을 수 있기에 비정제 오일이 아로마테라피에 효과적이다.

대부분의 캐리어오일은 식물의 씨앗에서 압착해서 얻는데 올리브와 코코넛, 아보카도는 과육에서 추출한다. 캐리어오일 같은 경우도 아로마오일처럼 다른 2~3종류 캐리어오일 블랜딩을 추천한다. 로즈힙, 카렌듈라, 아보카도 등은 진한 농도여서 다른 종류 캐리어오일에 10~20% 희석해서 사용하면 더욱 효과적이다. 기름은 시간이 지나면서 자연적으로 산패가 되어 찌든 냄새가 나기 마련인데 뚜껑을 열거나 열지 않고 그대로 두어도 천연 캐리어오일은 공기와 온도, 빛과 산소와 맞닿아 서서히 산화가 진행된다.

다음은 블랜딩할 때의 좋은 조합의 예라고 할 수 있다. 상처가 있다면 카렌듈라와 세인트존스워트, 아르니카오일이 좋다. 영양을 우선으로 한다면 캐럿 시드와 로즈힙오일을 추천한다. 맥아(윗점) 오일은 영양은 영양대로 있으면서 오일의 산화를 막아주는 데 큰 역할을 하기에 캐리어오일의 총량 10~20% 블랜딩하는 것은 좋은 방법이다.

다음 오일은 우리가 쉽게 사용하는 인기 있는 캐리어오일 베스트 5이다.

(1) 스위트 아몬드오일(Kernel)
불포화지방산 외 비타민A, B1, B2, B6, E 등의 풍부한 영양과 흡수력도 좋아 항염과 보습에 탁월하다. 피부, 헤어 케어에 가장 많이 사용되는 오일로 사용감도 가벼워 모든 피부와 잘 어울린다.

(2) 호호바오일(씨앗)

비타민E와 미네랄이 풍부하며 사람의 피지와 가장 유사한 캐리어 오일로 침투력과 피지 분비 조절능력이 탁월하다. 노폐물을 빼주는 해독작용, 지방과 막힌 모공을 녹여주어 다이어트에 매우 효과적이다. 특히 염증 완화기능이 있어 두피와 헤어, 피부 케어에 이용되며 모든 피부 타입에 사용 가능하다.

(3) 코코넛오일(과육)

야자수 열매인 코코넛 과육을 압착한 것으로 은은한 향을 가지고 있다. 24도 이하가 되면 왁스로 굳는 성질이 있으며 따뜻한 온도에 잘 녹는다. 피부와 머릿결 보호에 탁월하며 사용감과 흡수력도 좋고 모든 피부에 사용할 수 있다. 거친 피부와 모발의 유연 및 보습에 탁월하다.

(4) 카멜리아오일(씨앗)

동백씨를 압착한 것으로 두피와 피부를 자외선으로부터 보호하며, 사용감은 중간 정도의 질감으로 건성 피부에 좋으며, 특히 두피, 탈모, 머릿결 관리에 탁월하다.

(5) 포도씨오일(씨앗)

포도씨를 압착하여 비타민E 등의 영양이 풍부하며 유분감이 적어 가볍고 산뜻한 질감으로 흡수력이 좋다. 번들거리지 않아 특히 지성 피부에 좋으며, 모든 피부 타입에 사용하기 좋다.

인퓨즈드 오일 4) 인퓨즈드 오일

잘 산화되지 않는 해바라기, 올리브오일, 마카다미아너트 등의 캐리어오일에 말린 허브 잎을 담가 지용성 성분을 우려낸 것이 인퓨즈드오일이다. 다른 캐리어오일과 필요에 따라 희석해서 사용한다. 카렌듈라와 아르니카, 세인트존스워트오일은 상처 치료에 탁월한 항염, 항균의 효과로 높이 평가받고 있는 오일이다.

다음은 많이 사용되는 인퓨즈드오일이다.

(1) 카렌듈라오일(금잔화)

국화과인 금잔화를 해바라기 또는 올리브오일에 담가 우려낸 오일이다. 카렌듈라오일은 카로티노이드, 플라보노이드와 같은 색소로 인해 오일의 색이 노랗다. 진

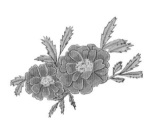

〈금잔화〉

통, 항염증, 상처 재생의 효과가 있어 거칠어진 피부와 아기부터 노인에 이르기까지 상처 부위를 빠르게 아물게 하는 데 효과적이다.

(2) 아르니카오일

염좌나 타박상에 흔히 사용했던 식물로 국화과인 아르니카를 해바라기 또는 올리브오일에 담가 우려낸 오일이다. 염좌와 멍, 화상, 부기를 가라앉혀주고 빠른 회복을 돕는다. 통증과 염증, 화상 치료에 탁월하며 아르니카의 독성이 있어 찰과상이 없는 부위에만 사용하는 것이 좋다.

(3) 세인트존스워트오일(하이페리쿰 오일)

'성요한의 풀'이라는 불리는 세인트존스워트는 꽃봉오리를 따서 올리브오일이나 해바라기오일에 담가 우려낸다. 꽃을 찧으면 붉은 색 즙이 나오며 오일도 붉다. 하이페리신, 플라보노이드 성분으로 항염과 항세균, 지혈작용, 상처 치료, 독소 배출, 두드러기, 알레르기 피부에도 매우 효과가 있다. 특히 통증 완화 효과가 있어 타박상, 염좌, 근육통, 신경통, 정맥류, 치질 등의 깊고 오랜 상처에 유용하다.

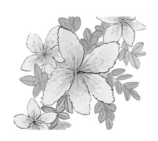

〈세인트존스워트〉

(4) 인퓨즈드오일 만들기

① 밀폐 유리 용기를 소독한 후 말린 허브를 용기의 3분의 1 정도 담고 캐리어오일을 병의 80% 정도까지 붓는다.

② 용기 뚜껑을 닫고 가볍게 흔들어준다. 용기에 만든 날짜와 내용

을 적은 라벨을 붙인 뒤 햇볕이 잘 드는 곳에 2~4주 정도 보관한다.

③ 거름망을 이용하여 액체를 분리한다.

④ 완성된 인퓨즈드오일을 빛이 투과하지 못하도록 갈색이나 청색 유리병에 담고 완성일자와 내용물을 기록한 라벨지를 붙여 서늘하고 그늘진 곳에 보관한다.

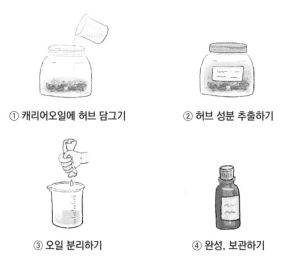

① 캐리어오일에 허브 담그기   ② 허브 성분 추출하기

③ 오일 분리하기   ④ 완성, 보관하기

〈인퓨즈드 오일 만들기〉

마사지 오일 5) 마사지오일(트리트먼트오일)

마사지오일은 캐리어오일에 에센셜오일을 블랜딩한 것을 말한다. 블랜딩 농도는 보디는 3%, 얼굴과 두피는 1~2%가 적당하다. 아기와 노인일 경우 1% 정도로 성인의 반으로 줄이는 것이 원칙이다. 하지만 때에 따라 국소부위에 5~10%까지 원액을 사용할 수도 있다.

이때엔 반드시 아로마테라피스트의 지시에 따라 사용할 것을 권한다.

마사지는 전문가, 아로마테라피스트, 마사지사가 아니어도 향기 에센셜오일 그 자체만으로 행복감을 준다. 먼저 뚜껑을 여는 순간부터 잔잔하게 퍼지는 향이 마음을 편안하게 해 준다. 대부분 보디로션은 일상적으로 사용하지만, 마사지오일은 제형이 미끄러운 오일감이 있어 사용하기가 조금 꺼려진다. 하지만 사용하다 보면 어느새 없어서는 안 되는 생필품이 될 것이다.

마사지오일을 손바닥에 500원 동전 크기만큼 덜어낸다. 두 손바닥을 오른쪽 방향으로 3~5번 정도 비벼주면 따뜻해진 오일은 혈액순환을 촉진하고, 정체되고 울체된 우리 몸 구석구석 림프의 순환을 돕는다. 원하는 몸 부위에 오일을 바를 때에는 방향을 몸 바깥에서 중심부로 향하면 된다. 손바닥에서 시작하여 팔, 어깨 그리고 액와(겨드랑이 밑), 겨드랑이 방향으로 하면 된다. 발바닥에서는 종아리와 허벅다리 쪽으로, 배에서는 서혜부, 사타구니 방향으로 하면 된다. 가슴에서 액와, 얼굴에서 목선, 쇄골 림프의 흐름 방향으로 향한다. TV를 보거나 음악을 듣는 일상의 쉬는 시간에 마사지오일을 발라 마사지하는 습관을 들이자. 몸이 반응할 것이다. 아로마 마사지는 몸에 쌓인 피로가 풀리는 이완작용을 하고, 정신적으로 편안해지는 힐링에 최상이다. 주의할 점은 석유계 미네랄오일을 사용해서는 안 된다.

성인: 캐리어오일 100ml / 에센셜오일 3ml(60dr): 몸 3%,

캐리어오일 100ml / 에센셜오일 1ml(20dr): 얼굴 1%

노약자와 아이: 몸 1.5%, 얼굴 0.5%(성인의 절반)

유아: 몸 0.5%, 얼굴 0.25%

(1) 아로마 마사지오일 만들기

① 소독한 공병(비커)에 준비한 캐리어오일을 절반 정도 붓는다.

② 미리 준비하고 계산한 오일을 떨어뜨린다. 나머지 캐리어오일을 부은 다음 오일병을 양손바닥 사이에 두고 돌돌 돌려주며 충분히 섞어준다.

③ 갈색이나 청색의 유리병에 담아 완성일자와 내용물을 기록한 라벨지를 붙여 서늘하고 그늘진 곳에 보관한다. 블랜딩한 오일은 필요한 만큼만 만들어 1~2개월 내에 모두 사용하는 것이 좋다.

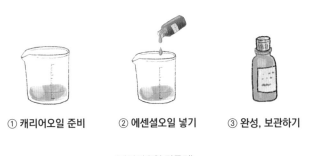

① 캐리어오일 준비 ② 에센셜오일 넣기 ③ 완성, 보관하기

〈마사지오일 만들기〉

6) 팅크처

증류주 알코올에 허브를 담가 허브의 고유한 성분들을 우려내 추출한 액체를 팅크처라고 하는데 인퓨즈드오일처럼 사용하면 된다.

예를 들면 목욕, 족욕 시 오일의 가용화제 역할을 하며 용매작용을 하고 혈액순환을 돕는데 원활한 작용을 하는 것이 틴크처이다.

(1) 틴크처 만들기

① 밀폐되는 유리 용기를 소독한 후 말린 허브를 용기의 3분의 1 정도 담아 보드카나 소주 같은 증류주를 병의 80% 정도까지 부은 후 잘 섞는다.

② 용기 뚜껑을 닫고 가볍게 흔들어준다. 용기에 만든 날짜와 내용을 적은 라벨을 붙인 뒤 서늘하고 그늘진 곳에 2~4주 정도 보관한다.

③ 거름망을 이용하여 액체를 분리한다.

④ 완성된 틴크처를 갈색이나 청색 유리병에 담고 완성일자와 내용물을 기록한 라벨지를 붙여 화기가 없는 곳에 보관한다.

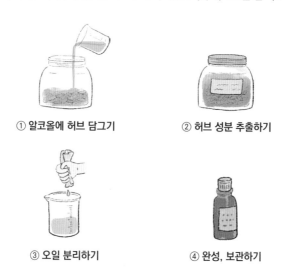

① 알코올에 허브 담그기   ② 허브 성분 추출하기

③ 오일 분리하기   ④ 완성, 보관하기

〈틴크처 만들기〉

(2) 팅크처 사용하는 방법

팅크처는 냉수나 온수에 1~2t 정도로 적은 양을 타서 마시는 방법과 각자 선호하는 허브티에 조금씩 넣어 마셔도 좋다. 가글 1~2t, 목욕할 때 50g, 족욕에 20g이 적당하다. 팅크처는 보드카, 소주 등의 증류주 알코올이라 1년~2년 장기간 보관이 가능하다.

롤온 7) 롤온

에센셜오일을 캐리어오일과 블랜딩해서 롤온 용기에 담아서 사용하는 형태를 말한다. 천연 향수로 손목이나 귀 뒷부분에 살짝 바르면 은은한 향이 퍼진다. 롤온의 구슬은 쇠구슬을 사용하는 것이 효과적이다. 플라스틱 구슬은 아로마 에센셜오일이 희석되어 있다 하더라도 플라스틱을 서서히 녹일 수도 있고 사용감이 떨어진다.

롤온 병을 세워서 둥글게 롤링하면 구슬이 돌아갈 때 오일이 흘러나온다. 롤온은 아끼지 말고 개봉 후 3개월 이내 모두 사용하는 것이 좋다. 휴대하기 간편하고 사용하기 또한 간편한 롤온은 여기저기 쓰임이 많다.

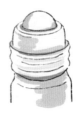

〈롤온 병〉

추천 오일: 호호바 오일 8g+일랑일랑 15dr, 라벤더 15dr, 제라늄 10dr(20% 향수)

(1) 롤온 블랜딩

① 소독한 롤온 병에 캐리어오일을 절반만 붓는다.

② 차례대로 에센셜오일을 떨어뜨린 다음 나머지 캐리어오일을 부어준다. 이때 롤 뚜껑을 끼워야 하므로 용량의 1㎝ 정도 남겨두고 붓는다.

③ 양 손바닥 사이에 롤온 병을 돌돌돌 돌려서 충분히 섞어준 다음 날짜, 레시피 등을 쓴 라벨지를 붙인다. 2주가 지나면 향이 훨씬 곱게 숙성되어 사용하기 좋다.

(2) 롤온 사용법

통증과 향수, 립글로스, 코감기, 안티스트레스 등 활용할 부분이 많다. 두통, 스트레스가 있을 때는 관자놀이, 목 림프선, 목 뒤의 혈자리, 눈을 피한 눈가 옆에 바른다. 감기가 있을 때는 코 주변, 귀 주변, 얼굴 라인 부분, 목선, 쇄골 아랫부분 등을 둥글둥글 굴려가며 바른다. 통증이 있는 국소부위에 꾹 눌러서 지압을 살짝 해 주며 바르는 것도 좋은 방법이다.

연고

8) 아로마 연고(밤)

캐리어오일을 중탕하여 온도가 올라가면 천연 밀랍(비즈왁스)을 넣어 원하는 농도가 되도록 녹여준 후 온도가 50도 정도가 되면 에센셜오일을 떨어뜨리고, 재빠르게 연고 용기에 부어주면 굳으면서 연고(밤) 형태가 된다. 연고는 고체 형태이므로 누구나 사용하기 편리하고, 휴대하기가 쉽다. 연고를 바르면 피부 온도에 녹으면서 스며드는데 오일이 많이 함유되어 있어 부드럽고 침투력도 빠른 장점이 있다.

연고(밤)의 종류는 용도에 따라 다양하다. 립밤과 감기 비염 연고, 피부 연고, 헤어 영양 밤, 근육통 연고, 각질 연고 등이 있다. 밀랍의 양에 따라 묽은 크림 제형이 되거나 조금 되직한 연고가 되기도 한다. 연고를 용도에 따라 활용한 것이 립밤이나 근육통 연고 등의 밤 종류이다.

다음 안내에 따라 쓰임새 많은 만능 연고밤(35g)을 만들어 보자.

① 스틱 용기를 알코올로 소독한 뒤 물기를 뺀다.

② 캐리어오일류와 버터류를 계량한 후 밀랍도 계량해서 넣는다.

③ 약불로 하여 밀랍이 거의 녹으면 내려놓는다.

④ 첨가물과 에센셜오일을 떨어뜨리고 잘 섞는다.

⑤ 밀랍을 녹인 액체가 굳기 전에 용기에 부어준다. 만든 날짜와 이름을 써서 붙인다.(1:3 스틱의 밀랍과 오일 비율 / 1:5(6) 손으로 바르는 타입은 밀랍 양을 반으로 줄여서 만든다.)

용기: 스틱 용기 / 오일류: 카렌듈라오일 9g, 스위트 아몬드 9g, 시어버터 6g / 경화제: 밀랍(비정제) 8g / 첨가물: 비타민E 1g, 세라마이드(지용성) 2g / 에센셜오일: 프랑킨센스 5dr, 라벤더 3dr)

※ 캐리어오일과 에센셜오일을 용도별로 선택해서 피부 보습밤, 헤어 영양밤, 아토피밤을 만들 수 있다.

스프레이 9) 아로마 스프레이

　스프레이 용기에 플로럴워터 또는 정제수를 원하는 향의 농도에 맞추어 넣고 스프레이 형태로 용도에 따라 사용할 수 있다. 상처가 났을 때 소독하거나 특히 화상을 입었을 때 사용하면 매우 위생적이고 효과적이다.

　때로는 향수나 화장수로도 사용하고, 입을 가글하는 마우스 스프레이나 얼굴 보습에 좋은 미스트로 사용해도 좋다. 차량 청소, 신발 등의 생활용품이나 페브리즈처럼 공간 스프레이로 편리하게 활용할 수 있다.

　스프레이 용기는 휴대하기도 편리하며, 아로마오일을 쉽고 효과적으로 사용할 수 있는 방법 중 하나이다. 양을 조금씩 만들고 사용하기 전 세차게 흔들고 2주 내에 사용하도록 한다.

(1) 스위트 홈 스프레이 만들기(50ml)

① 스프레이 용기에 수용성 유화제인 솔루빌라이저와 에센셜오일을 차례대로 넣고 잘 섞어준다.

② ①에 식물성 에탄올, 정제수를 채운 다음 잘 섞은 후 뿌린다. 처음에 에탄올 알코올 향이 조금 불편할 수 있지만, 2주 정도 지나면 숙성되어 향이 부드러워진다.

누구나 좋아할 추천 오일로는 아늑한 향이 있는데 로즈우드 15dr, 제라늄 10dr, 오렌지 25dr(총 50dr)이다.

공통 재료: 식물성 에탄올 35g, 정제수 15g, 에센셜오일 50dr

(2) 추천 룸 스프레이

① 집중(공부방): 로즈메리 5dr, 페퍼민트 15dr, 로먼 캐모마일 30dr(총 50dr)

② 졸음 방지(자동차): 페퍼민트 10dr, 레몬 10dr, 그레이프프루트 15dr, 파인 15dr(총 50dr)

③ 냄새 제거(신발장, 신발): 사이프러스 25dr, 레몬그라스 10dr, 티트리 15dr(총 50dr)

④ 아늑함(안방, 거실): 로즈우드 15dr, 제라늄 10dr, 오렌지 25dr(총 50dr)

⑤ 편안함(아이 방): 만다린 20dr, 네롤리 5dr, 라벤더 10dr, 로먼 캐모마일 15dr(총 50dr)

⑥ 상쾌함(사무실): 사이프러스 25dr, 페퍼민트 10dr, 유칼립투스

10dr, 클로브 5dr(총 50dr)

공통 재료: 식물성 에탄올 30g, 정제수 20g, 에센셜오일 50dr

(3) 미스트 스프레이

얼굴, 전신에 사용한다.(오일 농도: 화장수 0.5%, 얼굴 1%, 몸 3%)

추천 오일: 라벤더 2dr, 로즈우드 2dr, 팔마로사 2dr-총6dr / 식물성 에탄올

6g, 라벤더워터 24g

(4) 마우스 스프레이

상쾌한 구강 청결제로 이용할 수 있다.(3%, 가용화제 사용하지 않음)

추천 오일: 페퍼민트 6dr, 티트리 4dr, 레몬 4dr, 타임 4dr-총 18dr / 정제수

30g

겔

10) 아로마 겔

일반 마사지 겔과 알로에베라 겔은 다르다. 알로에 속에 있는 투명
하고 점성 있는 과육이 알로에 겔이다. 여기에 플로럴워터와 에센셜
오일 또는 캐리어오일을 섞으면 훌륭한 항진균제로 염증, 통증, 화
상 상처 치료 등에 많이 사용되는 알로에 겔이 된다. 알로에 수분크
림, 여름철 화장품, 통증 크림 등으로 인기가 많다. 알로에베라는 겔
과 가루 형태가 있으며, 농도에 따른 알로에베라의 함량의 종류도

다양하다. 만들기도 쉽고 사용 만족도도 높다.

알로에 겔은 시중에서 쉽게 구할 수 있으며 사용할 만큼 조금씩 만들면 편리하다. 겔(젤)은 천연 보습, 염증, 항진균 작용을 하는데 특별한 국소부위에 아로마 에센셜오일을 1~5%까지 넣어도 무방하다. 무난하게 1~3%로 만들어 보자.

(1) 프랑킨센스 콜라겐 젤(100ml) 만들기

① 소독한 크림 용기에 알로에베라 겔과 마린콜라겐을 계량한 후 첨가물을 차례대로 넣고 충분히 섞는다. 보존제와 에센셜오일을 떨어뜨리고 충분히 섞어준다.

② 점도가 조금 있는 알로에 겔을 사용하고 싶다면, 완성된 겔에 상온유화제 5dr 정도 떨어뜨려 점증을 한 후 사용하면 된다.

추천 오일: 에센셜오일: 프랑킨센스 4dr, 만다린 4dr / 겔 재료: 알로에베라 겔 78g / 첨가물: 마린콜라겐 10g, 아데노신 4g, 히아루론산 5g, 비타민E 2g / 보존제: 나프리 1g, 유화 & 점도조절 : RMA & Emulfeel SGP 5dr

(2) 통증 겔

알로에 겔에 에센셜오일만 넣어도 훌륭한 겔이 된다.

페퍼민트 10dr, 로즈메리 5dr, 레몬그라스 5dr, 프랑킨센스 10dr-3%(30dr) / 겔 30g,

3. 아로마 에센셜오일과 캐리어오일

1) 아로마 에센셜오일의 종류와 역할

(1) 뿌리Root: 베티버, 진저, 안젤리카

뿌리에서 추출되는 오일은 식물 자체의 지탱하는 힘을 상징하듯이 힘의 근원인 원기회복, 기력을 준다. 수 갈래로 뻗은 뿌리는 마치 인간의 대뇌 뉴런 신경망과 닮아서 신경안정, 정신 강화, 신경계 질환을 다룬다.

에센셜오일에는 베티버, 진저, 안젤리카 등이 있다.

(2) 잎Leaf

식물은 광합성을 통하여 이산화탄소와 산소를 교환한다. 인간에게 산소 교환을 다루는 폐와 호흡기에는 잎에서 추출한 오일이 관여한다. 호흡기와 순환기를 강화하여 면역기능을 높여준다.

에센셜오일에는 타임, 티트리, 니아울리, 유칼립투스, 멜리사, 편백, 사이프러스, 파인, 팔마로사, 파촐리, 클라리 세이지, 페퍼민트, 로즈메리, 바질, 시나몬(리프), 제라늄, 페티그레인, 레몬그라스, 마조람, 스피아민트 등이 있다.

(3) 레진Resin

나무 수피에 상처를 내 진이 떨어지면 굳은 나무 진을 수증기 증류나 물 증류 추출 또는 초임계(이산화탄소) 추출을 하기도 한다. 나무에 상처를 내 오일을 얻는데, 아이러니하게 레진 오일이 상처치유에 탁월한 효과가 있다. 살균과 소독, 마음을 안정시키고, 폐 기관지, 호흡기질환에 매우 유용하다.

에센셜오일로는 미르(몰약), 프랑킨센스(유향), 벤조인이 있다.(나무의 진이 굳은 것을 레진, 또는 수지라고 함.)

(4) 꽃Flowers

아름다운 꽃은 수증기 추출 또는 용매추출을 한다. 꽃을 바라보면 마음이 행복해지듯이 감정과 마음을 다루며, 꽃가루는 수정을 통해 생식기능을 지원하듯이 인간의 생식기능과 관련이 있다. 감정, 호르몬 조절과 피부미용, 재생, 안티에이징을 다룬다.

에센셜오일에는 네롤리, 재스민, 저먼 캐모마일, 로먼 캐모마일, 라벤더, 로즈, 일랑일랑, 클로브 등이 대표적인 오일이다.

(5) 나무Wood

나무의 중심부 몸통 심재를 수증기 증류로 추출한다. 나무는 중심을 잡아주는 인간의 척추와 같은 대들보 역할을 한다고 보면 된다. 근골격계를 강화하며 비뇨기계, 생식기계를 강화하며 순환에 탁월함을 지닌다.

에센셜오일에는 로즈우드, 시더우드, 샌들우드 등이 있다.

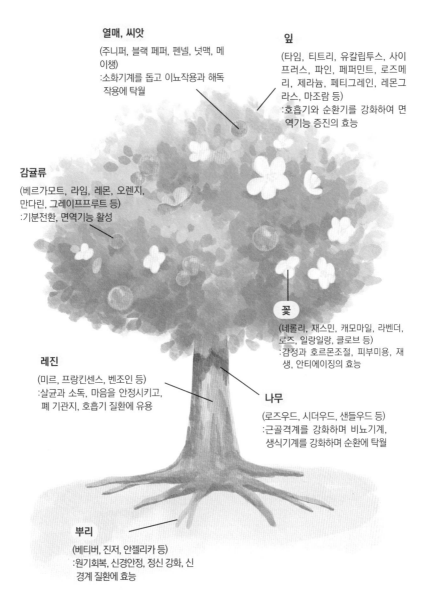

열매, 씨앗

(주니퍼, 블랙 페퍼, 펜넬, 넛맥, 메이챙)
:소화기계를 돕고 이뇨작용과 해독작용에 탁월

잎

(타임, 티트리, 유칼립투스, 사이프러스, 파인, 페퍼민트, 로즈메리, 제라늄, 페티그레인, 레몬그라스, 마조람 등)
:호흡기와 순환기를 강화하여 면역기능 증진의 효능

감귤류

(베르가모트, 라임, 레몬, 오렌지, 만다린, 그레이프프루트 등)
:기분전환, 면역기능 활성

꽃

(네롤리, 재스민, 캐모마일, 라벤더, 로즈, 일랑일랑, 클로브 등)
:감정과 호르몬조절, 피부미용, 재생, 안티에이징의 효능

레진

(미르, 프랑킨센스, 벤조인 등)
:살균과 소독, 마음을 안정시키고, 폐 기관지, 호흡기 질환에 유용

나무

(로즈우드, 시더우드, 샌들우드 등)
:근골격계를 강화하며 비뇨기계, 생식기계를 강화하며 순환에 탁월

뿌리

(베티버, 진저, 안젤리카 등)
:원기회복, 신경안정, 정신 강화, 신경계 질환에 효능

〈아로마 에센셜오일의 종류와 효능〉

(6) 감귤류Citrus

시트러스 계열 감귤류는 대부분 압착법으로 오일을 얻는다. 맑고 상쾌한 감귤 향들은 기분전환, 밝은 향기로 기분을 상승시켜 면역기능 활성을 만들어 준다.

시트러스 계열 오일은 용도에 따라서 압착하거나 수증기 증류법을 사용한다. 시트러스 오일은 대부분 압착하여 얻는 오일이 우수하다. 감귤류는 일반적으로 수증기 증류한 오일이 품질이 다소 떨어지나 라임 오일 같은 경우 예외적으로 압착한 것보다 수증기 증류를 해서 얻은 오일이 더 우수하다. 베르가모트는 빛에 반응하는 광독성을 일으키는 퓨라노 쿠마린 성분, 버갑텐 성분이 함유된다.

에센셜오일 종류에는 베르가모트, 라임, 레몬, 오렌지, 만다린, 그레이프프루트 등이 있다.

(7) 열매, 씨앗Berry, Seed

씨앗과 열매를 수증기 증류하여 오일을 얻는다. 소화기계를 돕고 이뇨작용과 해독작용에 탁월함을 지닌다.

에센셜오일에는 주니퍼, 블랙 페퍼, 펜넬, 넛맥, 메이챙 등이 있다.

 TIP 아로마 에센셜오일 사용 시 주의사항

손가락 엄지와 검지 사이에 한 방울을 떨어뜨려 비벼보면 미끄러운 유분감이 없어야 순수한 아로마 에센셜오일이라 할 수 있다. 오일은 빛에 의해 산화되므로 암갈색이나 청색 유리병에 보관해야 변질이 없다. 개봉 후에는 오렌지오일 같은 시트러스 계열의 경우 6개월~1년 사이에 사용해야 하며, 추출 부위와 종류에 따라 다양하지만 대부분 1~2년 이상 사용할 수 있다.

개봉하지 않고 보관이 잘 되었거나 로즈와 베티버, 샌들우드 등과 같은 오일은 5년 이상 묵으면 향이 더 깊은 경우도 있다. 필요에 따른 에센셜오일을 몸속으로 흡수시키는 것이 목적이기 때문에 에센셜오일의 기능에 따른 선택이 중요하다. 사용법을 알고 난 후 아로마테라피스트의 지시에 따라 제대로만 사용한다면 건강에 큰 도움을 기대할 수 있다.

2) 캐리어오일

캐리어오일은 대부분 씨앗을 압착하여 얻지만 아보카도와 코코넛, 올리브는 과육을 압착하여 추출한다.

① **가벼운 느낌**: 해바라기, 포도씨, 스위트 아몬드, 살구씨, 올리브, 헤이즐넛, 코코넛

② **무거운 느낌**(건조한 피부): 아보카도

③ **버터**(매우 건조한 피부): 시어버터, 코코넛버터

④ **통증 완화, 상처 회복**: 로즈힙, 아르니카, 세인트존스워트, 카렌듈라, 달맞이꽃 종자유

⑤ **독소 배출, 일반적 사용**: 호호바, 아르간

⑥ **허브 인퓨즈드**(상처 회복): 세인트존스워트, 카렌듈라, 아르니카

4. 에센셜오일 화합물의 성분과 역할

우리가 에센셜오일을 사용할 때 화학구조를 굳이 따지면서 사용할 필요는 없다. 그러나 기본적으로 알고 있으면 도움이 되므로 간략하게 설명하고자 한다. 하나의 오일도 수십에서 수백 가지 이상의 화학성분으로 구성되기도 한다. 에센셜오일을 효율적으로 사용하기 위해 대표적인 성분과 효능 및 특성을 알고 활용하는 것은 중요하다. 아로마 에센셜오일은 탄소, 수소, 산소의 결합으로 이루어져 있다. 한 집안의 형제들도 제각기 성격이 다르고 한날한시에 태어난 쌍둥이들도 성격, 성향이 다른 것처럼 에센셜오일도 같은 종일지라도 학명, 주요산지의 계절, 기후, 토양 등의 캐모 타입과 추출법에 따라 제각기 다른 성분의 화합물을 가진다.

에센셜오일을 구성하는 주요 화학 그룹은 크게 두 가지로 나눈다. 하나는 탄소와 수소의 결합물인 테르펜 구조, 테르펜 구조에 산소를 포함한 결합물 테르페노이드류가 있다. 테르펜은 숲에서 얻을 수 있는 중요한 물질이다. 피톤치드가 주로 미생물에 대항하기 위한 항균물질이라면 테르펜은 피톤치드 역할과 더불어 복합적인 작용을 한다. 즉 신체에 흡수되어 활성을 높이고, 피를 잘 돌게 하며, 심리 안정과 살균작용도 한다. 중요한 것은 생리활성을 촉진하며 다양한 약리작용 외에 오감을 만족시켜 정서적인 안정을 준다. 테르페노이드

(테르펜 화합물)는 알코올, 알데하이드, 에테르, 에스테르, 케톤, 옥사이드, 페놀, 락톤 & 쿠마린이 있다.

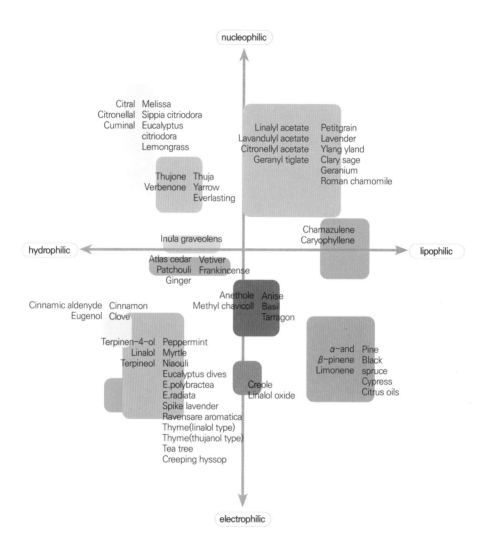

〈에센셜오일 화합물의 성분과 역할 1〉

1) 테르펜Terpene

(1) 모노테르펜Monoterpene

모노테르펜 화학성분은 시트러스류인 감귤종의 만다린, 오렌지, 그레이프프루트, 레몬, 베르가모트오일 등이고, 침엽수 숲을 연상케 하는 사이프러스, 파인, 주니퍼오일 등에 많이 함유되어 있다. 대표적인 효능은 공기 중 오존을 형성하여 공기 정화, 살균, 방부 기능이다. 인체 내 항바이러스, 항박테리아 감염 차단기능이 있으며, 체내 자극과 활력을 높여준다. 주의점으로는 쉽게 산화되므로 개봉 후 1년 이내 사용하는 것이 좋다.

(2) 세스키테르펜Sesquiterpene

세스키테르펜 화학성분은 캐모마일, 라벤더, 마조람, 클라리 세이지, 진저, 미르(몰약), 파촐리, 베티버오일 등에 많이 함유되어 있다. 대표적인 효능은 항암효과의 강력한 힘이 있다. 진정, 진경, 신경계의 안정을 주고 염증을 없애는 데 탁월하며, 항박테리아 효과, 살균효과가 있다. 모노테르펜보다는 치료 효과가 크고 강력하다.

(3) 디테르펜Diterpene

디테르펜 화학성분은 에센셜오일에서 찾아보기 쉽지 않지만 미르, 프랑킨센스와 같은 레진 오일의 주요성분이다. 세스키테르펜보다도 깊은 치료 효과로 더 특별하다.

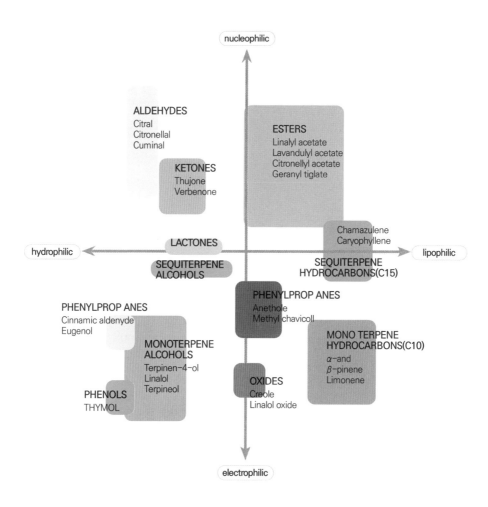

〈에센셜오일 화합물의 성분과 역할 2〉

2) 테르페노이드Terpenoid

(1) 알코올-모노테르페놀Monoterpene/ 세스키테르페놀Sequiterpenol

알코올은 티트리, 타임, 팔마로사, 샌들우드오일 등에 많이 함유되어 있다. 알코올의 대표적인 효능은 말 그대로 강한 살균소독 기능과 방부 기능이다. 항염, 항균, 항박테리아, 항바이러스, 면역기능 강화, 피부 수렴, 피부미용에 효과가 좋다. 알코올 성분을 가진 오일은 향기가 매우 좋으며, 피부에 자극이 거의 없어 아이부터 노인 모두 사용이 가능하다. 항균, 항진균, 면역기능 활성화, 신경 기능 강화 작용에 유용하다.

(2) 알데하이드Aldehyde

알데하이드의 화학성분은 시트로넬라, 레몬그라스, 멜리사, 유칼립투스(시트로도라), 레몬그라스오일 등에 많이 함유되어 있다. 대표적인 효능은 중추신경계의 진정, 강력한 항바이러스제이자 항염제이면서 항진균 역할을 한다. 알데하이드 성분 오일은 쉽게 산화될 수 있어 원액 1~2dr 사용할 경우라도 피부에 자극을 일으킬 수 있으니 유의한다. 간 기능이 손상을 입는 간독성이 있으며, 원액이나 고농도로 사용하면 피부 자극으로 알레르기를 유발할 수 있어 소량인 1% 미만으로 단기간 사용을 권한다.

(3) 에스테르Ester

에스테르의 화학성분은 로먼 캐모마일, 클라리 세이지, 라벤더, 마조람, 네롤리, 페티그레인, 벤조인, 윈터그린오일 등에 많이 함유되어 있다. 대표적인 효능은 진정 효과로 중추신경계에 직접 영향을 주어 이완 효과로 강력한 릴렉싱 효과와 함께 진경 작용을 한다. 향이 아름답고 은은하여 피부 수렴, 염증 진정, 피부미용에 탁월하다. 에스테르 성분은 독성과 피부 자극이 없으나 살리실산멘틸의 에스테르 성분 같은 경우는 독성이 매우 강하여 중독증을 보일 수 있다. 가장 강한 살리실산멘틸 성분의 대표적인 오일이 윈터그린이다. 이 외의 오일은 순하고 부드러워 부담 없이 사용할 수 있다.

(4) 에테르Ether

에테르의 화학성분은 바질, 클로브, 아니시드에 많이 함유되어 있으며 대표적인 효능은 신경계에 작용하여 항우울과 경련에 유용하며 진정효과가 탁월하다.

(5) 케톤Keton

케톤의 화학성분은 딜, 유칼립투스(디베), 히솝, 머그워트, 세이지, 측백나무, 투존, 풀레곤오일 등에 많이 함유되어 있다. 대표적인 효능으로는 점액의 흐름을 돕고 강력한 점액을 용해하는 기능이 있어 코, 인두, 목구멍, 후두 등에 감염이 발생하는 상기도 질환에 매우 유용하다. 신경계의 강화와 진정, 피부재생, 성장촉진을 하며 세포 방어 효과, 상처 치료에 탁월한 기능이 있다.

케톤 성분을 가진 오일의 주의점으로는 고농도로 장기간 사용, 유아나 임산부, 노약자에게는 사용을 금한다. 간독성과 신경독성이 있으므로 중추신경 마비와 간질을 유발할 수도 있다. 소량을 희석하여 사용하는 것은 문제가 없다.

(6) 옥사이드Oxide

옥사이드의 화학성분은 유칼립투스, 니아울리, 티트리, 저먼 캐모마일, 제라늄, 로즈, 머틀오일 등에 많이 함유되어 있다. 대표적인 효능은 호흡기에 탁월해 강한 거담작용과 항박테리아 작용이다. 체액을 빼주는 효과로 염증 증상과 울혈 제거에 탁월하며 만성 염증에 효과, 항염, 항바이러스 기능이 높다.

(7) 페놀Phenol

페놀 화학성분은 바질, 타임, 오레가노, 시나몬, 블랙 페퍼, 클로브, 타라곤 등의 오일에 많이 함유되어 있다. 대표적인 효능은 강력한 살균 소독제 역할이다. 항균, 항박테리아, 항바이러스, 면역체계의 강화, 구풍, 진통, 신경계를 강화하며 체온을 올리는 역할을 한다. 페놀 성분을 가진 오일의 주의점으로는 오랜 기간 사용 시 간독성이 있으며, 피부염증을 유발할 수 있어 필히 소량을 희석하여 사용할 것을 권한다.

(8) 락톤 & 쿠마린Lactone & Coumarin

락톤과 쿠마린 화학성분은 안젤리카루트, 베르가모트오일 등에 많이 함유되어 있다. 대표적인 성분은 점액의 효과적인 제거로 천식과 기관지염에 탁월한 효능을 지니며, 항진균, 항바이러스, 진정작용에 탁월하다. 쿠마린의 성분을 가진 오일은 감광성이 있어 자외선과 반응하므로 오일을 바르고 난 후 자외선에 노출하지 않도록 주의한다.

5. 아로마 블랜딩의 시너지 효과

아로마 에센셜오일의 블랜딩으로는 한 종류보다는 2~3가지 이상의 에센셜오일을 섞었을 때 훨씬 더 좋은 향기가 날 뿐만 아니라 그 치료 효과도 배가 되는 시너지 효과를 볼 수 있다.

1) 블랜딩이란?

블랜딩이란 2가지 이상을 배합하여 새로운 것을 만드는 것으로 커피나 칵테일 같은 경우도 끊임없는 연구와 창의적인 블랜딩으로 새로운 제품을 만들기로 유명하다.

아로마를 배우기 시작한 초기에는 아로마 에센셜오일의 종류를 3가지 이내로 선택하여 블랜딩하는 것이 좋다. 예를 들어 플로럴 계열인 향을 만든다고 했을 때 라벤더, 제라늄, 일랑일랑의 3가지 오일의 배합은 아름다운 꽃 향의 블랜딩이 될 수 있다. 하지만 꽃 향의 블랜딩에 로즈메리나 유칼립투스 등의 오일을 더 섞는다면 시너지 효과를 기대하기 어렵다. 블랜딩에 있어서 향의 선택과 적절한 양 또한 중요한 포인트가 되는데, 향은 개인이 선호하는 향이나 직관에 따라 선택하는 것이 좋다. 시간에 따라 지속적으로 오일을 사용하다 보면 좋은 선택을 할 수 있게 된다.

향기는 공기 중에 휘발되는 속도와 시간에 따라 향의 느낌이 변하게 되는데 프랑스의 피아제^{Piesse}는 음악의 화음이 아름다운 선율로 표현되는 '음의 노트'처럼 향을 '노트'에 따라 비유하게 되었다.

(1) 탑노트

향을 맡았을 때 처음 감지되고 느껴지는 첫 향을 탑노트라고 하며 오일 중 대부분 가벼운 향으로 향의 지속력이 약하며 블랜딩 시 20~40%를 차지한다. 시트러스 향, 페퍼민트, 티트리 등이 있다.

(2) 미들노트

미들노트는 탑노트보다는 무겁지만 부드럽고 조화로운 향으로 블랜딩 시 중간 향을 담당하며 40~80%에 해당한다. 제라늄, 라벤더, 로즈우드, 마조람, 페티그레인 등이 있다.

(3) 베이스노트

베이스노트는 깊고 그윽한 향으로 휘발성이 낮고 묵직하여 향의 지속력이 높으며 10~25% 이내로 블랜딩하는 것이 무난하다. 샌들우드, 파촐리, 베티버 등이 속한다.

천편일률적으로 탑, 미들, 베이스노트의 비율을 맞출 필요는 없으며 블랜딩할 때 참고하면서 감각을 키워나가는 훈련이 필요하다.

2) 에센셜오일의 양

식물은 그 종류와 추출법 등에 따라 오일의 분자 무게와 비중이 다르다. DIY 시에 에센셜오일은 방울(dr)로 계산하며 1ml는 20dr로 정의한다. 오일 병 속의 마개인 드로퍼 구멍 크기도 일정하게 유지하는 사용자의 규칙이 필요하다. 이 책에서는 ml와 g을 동일한 양으로 표기하였다.

(1) 에센셜오일 희석률

얼굴 0.5~1%, 몸 2~3%, 두피 1~2%, 통증 국소부위 5~10%(성인 기준)

오일 희석률 \ 베이스 양	10ml	20ml	25ml	30ml	50ml	100ml
1%	2dr	4dr	5dr	6dr	10dr	20dr(1ml)
2%	4dr	8dr	10dr	12dr	20dr	40dr(2ml)
2.5%	5dr	10dr	12.5dr	15dr	25dr	50dr(2.5ml)
3%	6dr	12dr	15dr	18dr	30dr	60dr(3ml)
5%	10dr	20dr	25dr	30dr	50dr	100dr(5ml)

(2) 희석률에 따른 오일 사용 dr 구하는 공식

> 베이스 양 ml × % × 20dr = 사용 dr 수

예) 100ml의 향수 베이스에 3% 희석농도의 스프레이를 만들 때 에센셜오일의 dr 수

100 × 0.03(3%) = 3

1ml는 20dr이므로 3 × 20 = 60dr이 된다.

(3)연령에 따른 아로마 에센셜오일의 희석농도

캐리어오일 30ml 경우 나이에 따른 희석농도는 다음과 같다.

구분 나이	얼굴	몸	두피
영유아 6주~6개월	0.15%(0.5dr)	0.5%(3dr)	0.25%(1dr)
아이, 노인	0.3~0.5%(1~3dr)	1~2%(6~12dr)	0.5~1%(3~6dr)
13세~성인	0.5~1%(6dr)	2~3%(18dr)	1~2%(6~12dr)

3) 블랜딩의 조화와 균형을 이루는 향기 그룹

식물을 7개의 그룹으로 묶어 분류해 놓았는데 같은 계열의 블랜딩
이나 옆의 다른 계열과의 블랜딩이 잘 어우러진다.

향을 블랜딩할 때 처음에는 어렵게 느껴질 수 있다. 하지만 자신의
직관을 믿고 좋아하는 향을 찾아가면서 경험을 쌓으면 의외로 마음
에 드는 블랜딩이 되어 매력적인 향기를 얻게 된다.

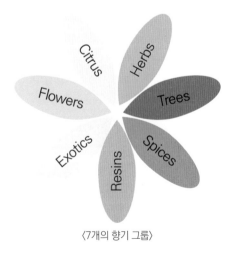

〈7개의 향기 그룹〉

(1) 시트러스Citrus 향

베르가모트, 그레이프프루트, 레몬, 라임, 만다린, 오렌지 등

(2) 플라워Flowers 향

캐모마일, 제라늄, 재스민, 라벤더, 네롤리, 장미 등의 꽃 향.

(3) 이국적인Exotics 향

팔마로사, 파촐리, 샌들우드, 베티버, 일랑일랑

(4) 레진Resins 향

벤조인, 캠퍼, 프랑킨센스, 미르(몰약)

(5) 향신료Spices 향

블랙페퍼(후추), 클로브(정향), 진저(생강), 넛맥(육두구), 갈릭(마늘)

(6) 나무Trees 향

자작나무, 시더우드, 사이프러스, 유칼립투스, 주니퍼 베리, 니아울리, 파인, 로즈우드, 티트리

(7) 허브Herbs 향

바질, 클라리 세이지, 펜넬(회향), 히솝, 마조람, 페퍼민트, 로즈메리, 타임

6. 면역력 올리는 아로마테라피 솔루션

1) 내 몸을 살리는 면역 테라피

우리 몸은 척추 선을 따라 모든 장기와 기관, 신경이 연결되어 있다. 극심한 피로가 있거나 온몸이 아프거나 불면증이 있다면 아로마보디포인트에 베르가모트, 제라늄, 타임, 티트리, 윈터그린, 사이프러스, 오렌지, 페퍼민트 등 아로마오일 8가지를 활용해 보자. 스트레스, 균형, 면역, 항균, 항염, 디톡스, 항상성, 활력에 탁월한 오일로 휴식을 취할 수 있다. 베르가모트부터 페퍼민트까지 순서대로 등과 발바닥에 오일을 떨어뜨리고 쓸어주기부터 시작하여 팜 슬라이드를 하고 마무리까지 모두 3세트 반복한다.

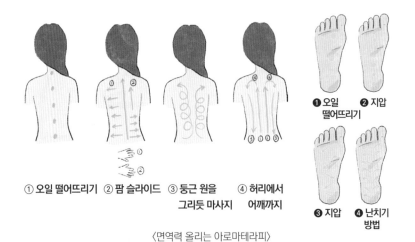

① 오일 떨어뜨리기 ② 팜 슬라이드 ③ 둥근 원을 ④ 허리에서
그리듯 마사지 어깨까지

❶ 오일 ❷ 지압
떨어뜨리기

❸ 지압 ❹ 난치기
방법

〈면역력 올리는 아로마테라피〉

① 허리에서 등까지 척추 선의 간격을 두고 목선까지 원액 1dr씩 3~5dr 떨어뜨리고 두개골 뒷머리에 양 손바닥을 교차하여 허리에서 머리까지 쓸어준다.(잠자기 직전이라면 페퍼민트는 빼는 것이 좋다.)

② 둥근 원을 그리듯 손바닥을 이용해 척추 선을 따라 마사지해 준다.

③ 척추 선을 따라 왼쪽을 먼저 두 손을 교차하여 팜 슬라이드를 한 후, 반대쪽 팜 슬라이드를 한다.

④ 허리에서 등을 지나 어깨까지 두 손바닥으로 쭉 밀어주면서 어깨를 감싸고 목선까지 왔다가 다시 허리 방향으로 가는 마사지를 해 준다. 모든 동작은 힘을 빼고 천천히 부드럽게 하는 것이 원칙이다.

⑤ 발바닥은 오일의 순서대로 2dr씩 떨어뜨린 후 양손으로 발바닥을 쓸어준다. 발바닥 중앙선을 쪼개듯이 지압한 후, 발바닥을 전체적으로 양 엄지로 꾹꾹 지그재그로 눌러주고 난초 그릴 때의 난치기 방법을 마지막으로 전체 3세트 해 준다.

2) 내 몸을 위한 산소 테라피

(1) 산소 테라피 블랜딩오일 만들기(총량 50g, 20~30dr, 2~3%)

소독한 뾰족 공병에 달맞이꽃 종자유 40g, 비타민E 5g, 스쿠알렌 5g, 아로마 에센셜오일 30dr을 차례대로 넣고 충분히 섞는다. 스쿠알렌과 달맞이꽃 종자유, 비타민E(전체 스쿠알렌 45g 가능)만으로도 가능하다. 스쿠

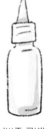

〈뾰족 공병〉

알렌, 달맞이꽃 종자유, 비타민E(천연 비타민)는 아로마 재료 구입처나 약국에서 구입한다. 캡슐은 따서 넣도록 하며 많이 들어갈수록 치료 효과는 크다.

① 우선 어떤 치료에 사용할지 결정한 후 2~3% 블랜딩 에센셜오 일양을 계산한다.(블랜딩-프랑킨센스 13dr, 몰약 7dr, 제라늄 10dr / 달맞이꽃 종자 유 40g, 비타민E 5g, 스쿠알렌 5g)

② 몸의 끝에서 몸 중심으로, 몸의 뒷부분에서 앞으로, 몸의 앞부 분은 림프가 흐르는 방향으로 천천히 편안하게 바른다. 얼굴과 목선 은 쇄골, 몸통과 팔은 액와, 다리 부분은 서혜부 방향으로 진행한다.

③ 가장 이상적인 방법은 목욕 후나 잠자기 전에 날마다 15분~30 분 정도 시간을 정해 두고 전신에 바른다. 발과 종아리 다리, 손과 팔 부분, 얼굴과 목선 두피, 가슴과 배 그리고 엉덩이 부분을 순차적으 로 하거나 매일 할 수 있다면 가장 이상적이다.

④ 자가 마사지, 부부, 아이, 부모, 연인, 친구 등 사랑과 감사, 고 마움, 축복하는 마음으로 행하는 SSC 산소 테라피는 좋은 에너지로 치유가 될 수밖에 없다. SSC^{Softly Slowly Calmly}란 '부드럽게, 천천히, 고요 히'라는 뜻이다. 온전히 케어받는 느낌이 들 수 있게 자가 마사지를 하더라도 자신을 사랑하는 마음으로 하는 것이 중요하다. 신진대사 의 원활함을 꾀하기 위해 날마다 정성 들여 바른다.

제2장

증상별 향기 요법

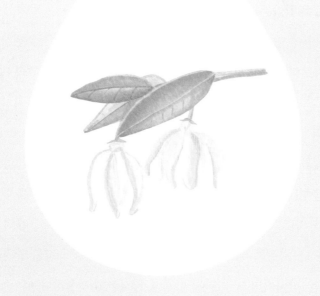

1. 감기 & 면역력

모든 병은 감기로 시작된다는 말이 있다. 바이러스에 대항하는 힘, 즉 면역력이 떨어지고 우리 몸의 균형이 무너지면 감기에 걸리기 쉽다. 항균, 항염, 항바이러스, 항진균 등 면역력 강화 아로마 에센셜오일을 통해서 건강의 균형과 활력을 불어넣어 보자. 혈액순환과 림프 순환이 잘되도록 가벼운 운동과 자가 마사지 습관이 무엇보다 중요하다. 따뜻한 몸은 규칙적인 식사, 쾌변, 숙면 등으로 몸의 기능이 원활할 때 만들어진다. 아로마테라피로 우리는 이 모든 것들을 충분히 지원받을 수 있다는 것을 기억하자.

감기 원인에 대항하고 면역력을 강화하며 생체 활력을 불러일으키는 시트러스의 대표적인 오일은 약방의 감초처럼 유용하게 쓰인다.

🌸 **타임**Thyme 티몰, 카바크롤 타입 / 리나롤 타입　학명: *Thymus vulgaris*

타임은 꽃 향이 진해 백 리까지 간다 하여 백리향이라고 불린다. 그 향만큼이나 강력한 살균, 방부, 중추신경계를 자극하는 통증 억제 효과를 지니고 있다. 타임의 주성분은 모노테르펜 알코올류인 리나롤(60~80%), 소량의 세스키테르펜과 페놀이 함유되어 강한 항진균, 항균, 항염, 항바이러스, 기관지염, 호흡기질환에 탁월하다.

🍀 유칼립투스 Eucalyptus 학명: *Eucalyptus globulus*

진해 제거와 거담작용이 뛰어나 호흡기질환에 유용한 유칼립투스는 공기청정기 역할을 하며 주성분은 옥사이드류인 1.8시네올(90%)을 함유하여 면역기능 활성, 항균, 기관지 점막 항염, 울혈 제거, 류머티즘, 근육통에 유용하다.

1) 감기 예방

살면서 가장 흔하게 접하는 질병이 감기다. 잠을 못 자거나 피로나 과로 등 균형이 깨진 생활이 지속되면 면역력이 급격히 떨어지면서 감기가 오기 쉽다. 이 상태를 강에 비유한다면 강물이 흘러가지 못하고 멈춘 격이라 염증으로 연결되기 쉽다. 감기의 예방과 치료에는 항염, 항균, 항바이러스, 면역기능을 강화할 수 있는 오일이 효과적이다. 염증을 가라앉히고 가래와 같은 점액을 배출할 수 있는 오일, 체온을 올릴 수 있는 오일로 향기 호흡을 통해 기분이 좋아지고 면역력을 올릴 수 있다. 아로마오일을 통해서 감기 예방법과 증상을 완화하면서 면역력 올리는 방법을 알아보자.

중세 유럽은 페스트로 인해 인구 3분의 1이 사망했다. 당시 거리에는 로즈메리와 타임과 같은 나뭇가지를 태웠으며, 그나마 아로마를 취급하는 상인들은 치사율이 낮았다고 한다. 이로써 아로마 에센셜오일의 항염, 항균, 면역력의 힘을 확인할 수 있다. 또 현대의 골칫

거리인 신종플루, 메르스, 코로나19 같은 바이러스에 아로마 에센셜 오일은 매우 유용하다. 마스크나 손수건, 손에 떨어뜨린 한 방울의 아로마로 자신과 가족들의 건강과 면역력을 지킬 수 있다.

(1) 향기 호흡(머그): 타임과 라벤더로 감기 예방

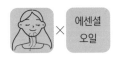

① 머그에 뜨거운 물을 부은 다음 에센셜오일 2~5dr을 차례로 떨어뜨린다.

② 컵 가까이 눈을 감고 천천히 코로 호흡하며 수증기를 들이마신다. 따뜻한 수증기를 3~5분 정도 충분히 심호흡하여 기분전환이 되도록 한다. 머리 위로 큰 수건을 덮어 수증기가 달아나지 않도록 하면 더욱 효과적이다.

③ 눈 점막 보호를 위해 눈은 감고 호흡을 하도록 한다. 화장지나 손수건에 한 방울을 떨어뜨려 코 가까이 대고 호흡하는 건식 호흡도 감기 예방과 면역력 상승에 최고의 방법이다. 바이러스가 침입하지 못하도록 아로마오일이 주변에 저지 막을 형성한다.

추천 오일: 유칼립투스, 티트리, 라벤더, 레몬, 타임, 로즈메리, 사이프러스, 프랑킨센스, 히솝 등이 있다. 선호하는 오일 1~2가지를 선택해서 즐긴다. 라벤더 2dr, 타임 2dr을 추천한다.

(2) 향기 호흡(램프): 모노테르펜이 풍부한 향으로 감기 바이러스 퇴치

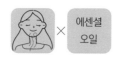

① 도자기 램프에 따끈한 물을 3분의 2 정도 붓고 에센셜오일 6~10dr 떨어뜨린다.

② 티 라이트 캔들에 불을 붙여 램프 물의 온도를 높이면서 공기 중에 퍼지는 향을 호흡한다.(티 라이트 캔들은 천연 캔들을 사용한다.)

③ 향기는 따뜻한 물에서 확산이 잘되므로 물이 줄면 다시 따끈한 물을 채우고 오일도 다시 떨어뜨린다. 에센셜오일은 2~3가지 종류를 취향에 따라 선택한다. 촛불은 화재의 위험이 있으므로 주의하자.

추천 오일: 사이프러스 2dr, 유칼립투스 2dr, 페퍼민트 2dr, 타임 2dr

(3) 향기 가글: 레몬의 상쾌함으로 입안 살균

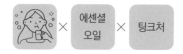

① 미지근한 물 한 컵에 레몬 1dr, 티트리 1dr을 떨어뜨려서 충분히 섞은 후 입안을 가글한다. 하루 3~4번, 4시간 간격을 두고 가글하면 효과적이다.

② 유화제가 들어가 있지 않아 물과 오일은 분리가 되므로 충분히 섞은 뒤 사용한다.

③ 아로마오일 대신 팅크처를 대체제로 사용해도 좋다. 증류주에 말린 허브를 넣고 2~4주 숙성시켜 추출한 팅크처를 미지근한 물 한 컵에 1~2t(5~10g)를 섞은 후 가글한다.(p.55 참고)

추천 오일: 레몬, 티트리, 페퍼민트, 유칼립투스

(4) 향기 바르기(마사지): 감기 예방 오일로 면역력 올리기

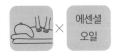

① 소독한 공병에 스위트 아몬드 캐리어오일, 추천 오일을 차례대로 떨어뜨린다.

② 두 손바닥 사이에 병을 돌돌돌 돌려서 충분히 오일을 섞어준 다음 목 주변과 턱선, 콧방울 주변에 바른다. 몸을 마사지하는 방법도 효과적이다.(목 아래, 등, 가슴 윗부분)

추천 오일: 유칼립투스 4dr, 티트리 5dr, 라벤더 5dr, 프랑킨센스 4dr, 스위트 아몬드 캐리어오일 30g

(5) 향기 족욕: 초간단 족욕으로 체온은 올리고 피로는 풀어주고

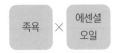

① 비금속 양동이에 38도 정도의 따뜻한 물을 반 정도 붓고, 천일염과 에센셜오일을 5~10dr 떨어뜨려 발을 담근 후 천천히 호흡하면서 향을 즐겨보자. 양동이의 물이 무릎이 잠기거나 아래까지 충분히 잠기도록 하는 것이 좋다.

② 무릎 위에 포근한 담요나 타올을 덮어서 물 온도를 유지해 준다.(독서, TV, 명상시간 활용)

추천 오일: 타임 2dr, 오렌지 5dr, 진저 3dr / 천일염 20g

2) 기침 감기, 목감기

가벼운 콧물감기로 시작해서 가래가 생기고, 목 통증과 기침을 동반하면서 증세가 악화된다. 호흡기에는 허브 잎에서 추출한 오일이 효과적이다. 향기 호흡을 통해 염증을 가라앉히고 가래와 같은 점액을 배출할 수 있어서 보다 편안한 기분을 느낄 수 있고 면역력도 상승시킬 수 있다. 항균, 항염, 항바이러스, 항진균, 감염증에 우수한 시트러스 계열, 타임-리나롤과 티몰, 유칼립투스-유칼립톨(1.8시네올 주성분), 로즈메리-1.8시네올, 티트리-터피넨4올 성분은 면역기능 활성, 진해 거담작용, 염증으로 인해 붓고 아픈 증상에 큰 도움이 된다.

(1) 향기 호흡: 티트리 호흡으로 염증 감소

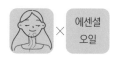

① 머그에 뜨거운 물을 부은 다음, 에센셜오일을 2~5dr 떨어뜨린다.
② 컵 가까이에 얼굴을 대고 눈을 감고 천천히 코로 호흡하며 따뜻한 수증기를 3~5분 정도 기분전환이 되도록 충분히 들이마신다. 머리 위로 타올을 덮어 수증기가 달아나지 못하도록 하면 더욱 효과적이다.

③ 오일은 1가지 또는 2~3가지의 추천 오일을 좋아하는 취향대로 선택하고 오일의 양은 2~5dr 정도 떨어뜨리면 되는데, 각자 취향에 따라서 즐기도록 하자.

추천 오일: 진저, 유칼립투스, 티트리, 로즈메리, 타임, 라벤더, 베르가모트, 사이프러스, 파인, 마조람 등

(2) 향기 바르기(코, 목, 쇄골 주변): 감기 만능연고로 호흡기 완화

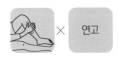

연고를 코 주변, 턱선, 귀밑, 목, 쇄골 아랫부분까지 바르면 코가 시원하게 뻥 뚫린다. 감기를 이길 수 있는 만능연고이다.(p.58 참고)

추천 오일: 유칼립투스 5dr, 파인 4dr, 프랑킨센스 5dr, 페퍼민트 4dr, 호호바 오일 30g

(3) 향기 찜질: 활력 충전 찜질

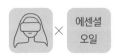

프랑킨센스, 파인, 진저, 라벤더, 티트리, 타임, 제라늄 등의 오일을 활용하여 온찜질을 해보자.

추천 오일과 재료: 프랑킨센스 5dr, 파인 5dr, 진저 10dr / 꿀 3T

(4) 향기 가글: 목 통증 감소(레몬, 티트리오일 대체 가능)

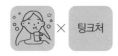 × 팅크처

① 증류주에 말린 허브를 넣고 2~4주 숙성시켜 추출한 팅크처를 미지근한 물 한 컵에 1~2t(5~10g)를 섞은 후 가글한다.(p.55 참고)

② 에센셜오일 대신 팅크처를 대체제로 사용하면 된다.

3) 콧물감기, 비염, 축농증

몸의 저항력이 떨어지고 면역체계가 약해지면 몸이 차가워지기 쉽고 냉랭해지면서 가벼운 콧물이 흐르다 맑은 콧물이 누르스름했다가 푸르게 변한다. 비릿한 냄새까지 동반되면 축농증의 시작으로 본다. 축농증은 빠른 대처가 필요한데 만성으로 가면 고생하므로 초기 대응을 빠르게 하여 병원 진료를 꼭 받도록 한다.

감기에는 라벤더오일을 얼굴 턱선, 목선, 어깨 주위에 원액 한두 방울 발라주거나 라벤더로 만든 스프레이를 수시로 뿌려주면 빠르게 호전된다. 항염, 항균에 탁월한 니아울리와 샌들우드, 라벤더오일을 블랜딩하여 바르는 것도 매우 효과적이다.

(1) 향기 바르기(콧물감기): 유칼립투스 연고로 코감기 완화

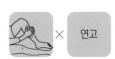 × 연고

① 소독한 공병에 캐리어오일을 붓고 차례대로 에센셜오일을 넣고 섞는다. 코 주변과 턱선, 귀밑, 목, 쇄골 아랫부분까지 바른다. 심한 콧물에는 가슴과 등 부위에 오일(연고)을 바르고 마사지한다.

② 심한 콧물로 코안 점막이 헐었을 땐 블랜딩한 오일 소량을 면봉에 찍어 발라주면 코가 뻥 뚫리면서 숨쉬기가 편해진다. 심한 코감기에는 따가울 수 있으므로 부드러운 호호바오일만 바르는 것도 좋다. 심하지 않을 땐 연고를 살짝 발라주는 것이 효과적이다.

③ 연고 만들기가 번거로울 땐 롤온 병에 캐리어오일과 에센셜오일을 넣어 롤온으로 사용해도 좋다.(p.58 참고)

활용 재료: 유칼립투스 8dr, 파인 8dr, 프랑킨센스 6dr, 라벤더 8dr, 페퍼민트 6dr, 호호바오일 30g, 밀랍 6g

(2) 향기 호흡(비염, 축농증): 피톤치드 호흡으로 염증 감소

감기가 시작되면 콧물감기, 기침 감기, 열 감기 등으로 진행되기가 쉽다.

추천 오일: 유칼립투스, 파인, 사이프러스, 페퍼민트

(3) 향기 바르기(비염, 축농증): 코가 뻥 뚫리는 민트 롤온

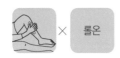

코 주변, 턱선, 귀밑, 목, 쇄골 아랫부분까지 바른다. 비염이나 감기를 이길 수 있도록 코가 뻥 뚫리는 롤온을 수시로 발라주자.

추천 오일: 유칼립투스 10dr, 파인 5dr, 티트리 5dr, 페퍼민트 10dr, 라벤더 10dr, 호호바오일 10g(20%)

4) 폐렴, 기관지염

몸의 저항력이 떨어지고 면역체계가 약해지면 감기가 찾아오고 증세가 악화하면서 콧물과 기침, 목감기 등의 여러 가지 질병들로 이어지는데 특히 기관지염에서 폐렴으로 진행될 수도 있다. 폐렴은 입원을 요하는 감기로 위험할 수 있으니 주의한다. 감기나 기타 질환자들은 폐렴이 되면 중증으로 이어져 생명을 위협받을 수 있다. 사스, 메르스, 코로나19 바이러스 같은 경우 50대~70대 연령층, 노인, 만성질환이 있는 기저 질환자가 호흡기질환이나 폐렴 등으로 급격히 악화하는 치명적인 특성을 보였다. 폐렴, 기관지염에는 프랑킨센스, 미르, 레진오일과 잎에서 추출한 오일, 모노테르펜 옥사이드류 오일이 효과적이다.

(1) 향기 호흡: 타임의 강력한 항염 처방

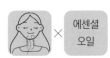

도자기 램프에 따끈한 물을 3분의 2정도 붓고 에센셜오일을 5~10dr 떨어뜨린다.

추천 오일: 미르 2dr, 타임 2dr, 라벤사라 3dr, 니아울리 2dr / 프랑킨센스 3dr, 페티그레인 3dr, 타임 3dr

(2) 롤온: 폐기관지 점막 강화 롤온

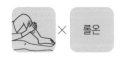

① 롤온 용기에 캐리어오일을 10ml 붓고 에센셜오일 40dr을 떨어뜨린다.

② 두 손 사이로 롤온을 돌돌돌 돌려주며 충분히 블랜딩이 되도록 섞어준다. 롤온을 만들어 목선, 쇄골 주변, 가슴 위, 폐, 기관지 주변에 수시로 바른다.

추천 오일: 사이프러스 5dr, 파인 5dr, 니아울리 10dr, 미르 10dr, 프랑킨센스 10dr / 호호바오일 10g

감기 예방

겨울이면 코감기, 목감기, 기침 감기를 달고 사는 40대 초반 주부 J 씨는 최근 커피숍을 오픈하면서 더욱 피로감을 느껴 면역력이 떨어진 것 같다고 호소했다. 그래서 향기 호흡, 향기 바르기, 향기 마사지를 추천했다.

아로마 처방: 향기 호흡 / 목선, 가슴 위 쇄골 주변, 어깨 주변과 등에 블랜딩오일 바르기 / 폐, 가슴 마사지로 면역 상승 효과

블랜딩오일:

– 아로마 에센셜오일 60dr(3%) / 캐리어오일 100g

– 에센셜오일: 프랑킨센스 20dr, 유칼립투스 10dr, 티트리 10dr, 로즈 메리 10dr, 페티그레인 10dr

– 캐리어오일: 세인트존스워트오일 50g, 스위트 아몬드오일 50g

결과 ➡ 폐, 기관지, 호흡에 효과가 있는 프랑킨센스 에센셜오일을 메인으로 한 향기 호흡으로 기침과 목 통증이 2주 만에 많이 좋아졌다고 했다. 피로하거나 지칠 때면 J씨는 블랜딩오일로 폐, 가슴 마사지를 했다. 머그의 간편 향기 호흡으로 코가 시원하게 뚫리고 목의 간질간질한 통증도 많이 좋아져서 매우 만족해했고, 사용하는 방법도 쉬워 감기가 나은 후에도 애용한다고 했다.

2. 몸 & 움직임

몸을 따뜻하게 하여 피로물질인 젖산과 노폐물을 배출하는 것이 포인트다. 피곤하고 지치면 어깨가 돌덩이처럼 뭉치게 된다. 일상에 있어 피로에 지친 몸을 푸는데 아로마테라피 만한 것도 없다. 향기 마사지는 표피, 진피, 피하조직, 인대, 근육, 혈관의 모든 부위에서 오일의 역할을 톡톡히 한다. 향기 목욕은 아로마 향으로 심호흡을 하게 되면서 긴장을 완화하고 이완을 만들어 주기에 효과적인 방법이다.

우리 몸의 근육통, 어깨결림, 요통, 류머티즘, 관절염, 피로, 눈에 도움을 주는 대표적인 오일을 알아보자.

✿ 레몬그라스 Lemongrass
학명: *Cymbopogon citratus*

벼과 식물로 말 그대로 레몬 향이 나는 풀이다. 주성분은 알데히드류인 시트랄(70~80%), 시트로네랄(2~10%)이다. 시트랄은 항히스타민 작용을 하게 되어 항진균, 항균, 살균, 진통 등의 효과에 유용하며 레몬처럼 기분을 전환한다. 인대 또는 근육을 풀어주고 강화하는 기능이 매우 탁월하여 운동선수들의 근육을 풀어주거나 염좌, 접질림, 어깨결림, 림프순환, 정맥 순환, 통증, 부종, 면역기능 강화, 냄새 제거, 벌레퇴치 등에 특히 유용하나 피부 자극이 될 수 있어 희석하여 사용할 것을 권한다.

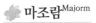 **마조람**^{Majorm}

학명: *Origanum majorana*

마조람의 학명인 Origanum majorana의 Origanum 속명은 '산의 기쁨'이라는 의미로 말 그대로 마조람 꽃 무리의 모습은 귀엽고 예쁘다. 향신료로 자주 사용되는 마조람은 꽃과 잎을 수증기로 증류해서 추출하며 주성분은 모노테르펜류(50%)를 차지한다. 항염, 항균에 탁월하며 불면증, 관절염증과 근육 통증을 풀어주는 효과가 뛰어나다. 테피넨4-올(10~25%)을 함유하고 있어 부교감신경을 지지하여 긴장 이완, 혈압을 내리고 분리불안증에 매우 효과적이다. 진정과 안정, 혈액순환 촉진, 생리불순, 생리통, 성욕 억제작용, 항진균, 항균, 항염, 항바이러스 작용 등에 효과적이다.

1) 근육통, 어깨결림, 요통, 관절염

같은 자세로 움직이지 않고 계속 어떤 일을 한다는 것은 몸의 통증을 불러오기 마련이다. 혈액과 림프액이 울체가 되면 혈액순환 림프순환은 당연히 어렵다. 수시로 팔과 목, 허리, 다리를 움직여 주고 스트레칭과 호흡으로 풀어주면서 이완해야 한다. 아로마 블랜딩오일은 근육 이완과 혈액순환에도 사용되며 오일을 통증이 있는 곳에 둥글게 원을 그리듯이 발라주고, 누르거나 지압 등으로 따뜻하게 풀어주는 것은 우리가 생각하는 것보다 훨씬 큰 효과를 얻는다. 따뜻한 향기 목욕으로 근육의 피로를 풀어주는 것은 더욱 효과적이다.

아르니카, 세인트존스워트, 카렌듈라 캐리어오일은 근육통, 상처, 심한 통증에 매우 유용하다.

(1) 향기 목욕(근육통, 어깨결림): 프랑킨센스와 마조람으로 피로 날리는 목욕

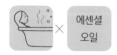

38도 정도 되는 따끈한 목욕물에 오일을 떨어뜨리고 몸을 어깨까지 푹 담근다.

추천 오일: 마조람 5dr, 주니퍼 5dr, 라벤더 5dr, 프랑킨센스 5dr(총15~20dr) / 천일염 50g

(2) 향기 바르기(근육통, 어깨결림): 마조람과 진저로 강력한 통증을 완화

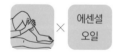

① 운동 중 부상을 당하면 부기가 동반되므로 무조건 냉찜질부터 해서 혈관수축을 하는 것이 효과적이다.

추천 오일: 마조람 7dr, 주니퍼 7dr, 라벤더 5dr, 진저 4dr, 페퍼민트 7dr, 아르니카오일 30g (통증 5% 블랜딩)

② 근육통, 어깨결림(어깨 마사지): 레몬그라스와 마조람으로 근육을

풀어주는 마사지를 한다.

추천 오일: 레몬그라스 5dr, 진저 5dr, 마조람 8dr, 세인트존스워트오일

30g(3%)

(3) 향기 바르기(요통, 류머티즘 관절염): 초강력 통증 오일 국소부위에 바르기

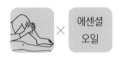

① 아스피린의 주성분은 아세틸살리실산메틸이며 진통 해열제로 쓰인다. 윈터그린오일의 살리실산메틸은 소염진통제 역할을 한다. 하루 3~4번 수시로 바른 뒤 따뜻한 온습포를 하면 더 효과적이다.

② 블랜딩한 오일을 마사지한 후 손으로 눈을 만지지 않도록 주의하며 바로 손을 씻도록 한다.

추천 오일: 페퍼민트 7dr, 타임 7dr, 윈터그린 5dr, 마조람 6dr, 클로브 5dr,

아르니카오일 30g / 심한 통증 5~10% 블랜딩

TIP　통증을 따뜻하게 하면서 풀어주어야 할 땐 진저, 블랙 페퍼, 마조람 등의 따뜻한 오일을, 열을 식힐 땐 페퍼민트, 주니퍼, 로즈메리, 라벤더오일이 유용하다. 근육이나 관절의 통증이 심할 때 우리는 흔히 파스를 뿌리거나 붙인다. 파스의 소염, 진통제 역할의 주성분 살리실산메틸을 함유한 자작나무(버치오일)와 윈터그린오일, 멘톨 성분의 페퍼민트오일, 진저롤 쇼가올 성분의 진저오일, 유게놀 성분의 클로브오일, 터피넨 4올 성분의 마조람오일은 통증에 효과적인 블랜딩이 된다.

---

2) 몸의 피로

몸이 아프다는 것은 쉼이 필요하다는 신호이다. 충분한 휴식을 하면서 향기 족욕, 따뜻한 물에 아로마오일을 떨어뜨려 입욕하는 향기 목욕과 간단한 발 마사지, 등 마사지, 다리나 전신 마사지는 몸을 따뜻하게 만들고 혈액순환이 되어 몸의 피로를 풀어주는 최상의 방법이다.

숲속의 향기로 모노테르펜 α-피넨이 풍부한 파인, 사이프러스, 편백, 주니퍼, 로즈메리, 유칼립투스, 리모넨이 풍부한 시트러스 계열 만다린, 오렌지, 레몬, 그레이프프루트, 명상의 오일 샌들우드, 면역을 돕는 프랑킨센스, 미르, 엄마오일 라벤더, 아빠오일 티트리, 균형을 잡아주는 제라늄 등의 오일이 효과적이다.

(1) 향기 호흡(머그): 깊은 심호흡으로 편안한 휴식

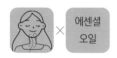

① 화장지나 머그에 3~5dr 떨어뜨려 향기를 들이마신다.
② 램프로 발향할 경우 6~8dr 정도가 좋다.

추천 오일: 파인 1dr, 사이프러스 1dr, 프랑킨센스 1dr / 라벤더 3dr, 만다린 3dr, 샌들우드 2dr

(2) 향기 목욕(족욕): 파인 향기 호흡으로 피로 해소(천일염20~50g)

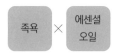

족욕은 오일양을 조금 줄여서 사용하고 자신이 좋아하는 오일을 선택한다면 효과는 더욱 높아진다.

추천 오일: 파인 5dr, 주니퍼 5dr, 파촐리 3dr, 티트리 5dr / 라벤더 5dr, 제라늄 5dr, 샌들우드 3dr, 프랑킨센스 5dr

(3) 향기 바르기(온몸): 바르는 것만으로도 행복

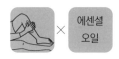

블랜딩한 오일을 바르는 것만으로도 근육이 풀리는 행복을 맛볼 수 있다.

추천 오일: 파인 4dr, 사이프러스 4dr, 라벤더 6dr, 마조람 4dr, 호호바오일 30g/ 프랑킨센스 5dr, 마조람 8dr, 레몬그라스 5dr, 호호바오일 30g

3) 눈의 피로

'몸이 천 냥이면 눈은 구백 냥'이라는 말이 있다. 우리의 눈이 얼마나 소중한가를 알려주는 말이다. 현대인들은 장시간 컴퓨터나 스마트폰을 사용하고 있으니 눈의 피로는 당연하다. 눈의 피로감을 없애주는 방법으로는 냉찜질과 온찜질이 있다.

(1) 향기 냉찜질: 향기 냉찜질로 시신경 피로와 눈 근육 풀기

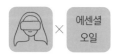

① 차가운 라벤더워터에 적신 화장 솜을 눈 위에 올려 냉찜질을 10~15분 정도 한 후, 피로한 눈의 교감신경을 가라앉혀줄 라벤더와 로즈우드오일, 눈의 점막에 효과적인 클라리 세이지오일을 알로에 겔 베이스에 에센셜오일을 차례대로 넣고 섞어준 다음 눈 주변, 목 뒤, 어깨 주변, 팔과 다리에 바른다.

② 눈 주변 시신경의 피로를 풀어줄 롤온을 눈에 들어가지 않도록 주의하여 둥글게 원을 그리며 발라 눈의 피로를 줄이자.

추천 오일: 알로에 수분겔-라벤더 6dr, 클라리 세이지 6dr, 로즈우드 4dr, 알로에겔 베이스 30g

안구 촉촉 롤온-라벤더 6dr, 클라리 세이지 6dr, 로먼 캐모마일 6dr, 스위트 아몬드오일 10g

3. 마음 & 감정

마음이 지쳐있을 땐 쉼이 필요하다. 스트레스는 직장에서든 가정에서든 생활 전반에 걸쳐서 일어나며, 좋은 스트레스와 나쁜 스트레스 두 가지 양상으로 존재하게 된다. 스트레스를 그때그때 풀지 못할 때 긴장과 불안, 초조함과 걱정거리들이 민감한 반응이 되어 몸에 나타나게 된다. '만병의 근원이 스트레스'라는 말은 너무나 당연하다. 몸과 마음은 하나이다. 중추신경계와 말초신경계, 교감신경과 부교감신경에 직접 영향을 미치는 오일, 마음을 편안하게 해 주는 향기를 가지고 있는 오일, 심신 이완과 기능을 강화하는 에센셜오일이 큰 도움을 준다. 스트레스, 우울, 불면에 도움이 되는 오일을 알아보자.

🍀 베르가모트 Bergamot   학명: *Citrus bergamia*

베르가모트는 껍질을 압착해서 오일을 추출하며 주성분은 모노테르펜류인 리모넨(30~40%), 리나롤(10~30%), 에스테르류인 리나릴(30~40%)이 풍부하다. 베르가모트는 항박테리아, 항바이러스, 항진균, 항감염에 탁월하다. 비뇨기계, 방광염, 호흡기계, 구강, 피부감염, 우울증에 효과가 있으며, 진정, 장내 가스 제거, 해열, 소화촉진 등에 유용하다. 주의점으로는 버갑텐 성분인 '퓨라노쿠마린'(0.3~0.39%)을 함유하고 있어 자외선 노출 시 피부 자극에 주의해야 한다.

🌸 그레이프프루트^{Grapefruit}

학명: *Citrus paradisi*

열매가 포도송이처럼 달린다고 해서 그레이프프루트라고 불리는 '자몽'은 종명 paradisi의 '천국과 낙원'을 의미한다. 오렌지와 레몬보다 더 가볍고 상큼하고 신선한 향을 선사하는 그레이프프루트는 향을 처음 시작하는 사람들 누구나 선호한다. 천국, 낙원이라고 불릴 만큼 특히 청소년과 아이들이 매우 좋아하는 향이다. 껍질을 압착하여 추출하는 그레이프프루트의 주성분은 모노테르펜류인 리모넨(95~99%)이며, 누트카톤 성분이 미량 들어 있어 그레이프프루트만의 향을 만들어낸다. 지방의 축적을 막아 독소 배출에 탁월하여 부종, 셀룰라이트, 림프순환, 울혈, 이뇨, 지방 연소, 다이어트, 소화불량, 의욕 저하, 짜증, 우울증에 효과적이다.

1) 스트레스

인간은 스트레스를 받지 않고 살 수는 없다. 성서에 '마음의 근심은 뼈를 마르게 한다.'라고 했다. 신경을 너무 쓸 때는 시간이 지남에 따라 나날이 우리 몸은 긴장 상태로 돌입하고 근육은 경직되어간다. 승모근, 어깨의 뭉침이 심해져 손으로 주무르면 딱딱하게 굳어 통증까지 동반되어 아픔을 호소한다. 이어서 위 통증과 두통까지 동반하는 경우가 많다. 향기를 블랜딩할 때는 자신이 좋아하는 오일을 선택해도 좋고, 중추신경계에 도움이 되는 오일이나 리모넨이 풍부한 시트러스 계열의 오일은 기분전환에 유용하며, 가녀린 꽃 향과 시원한 잎사귀 향들은 마음을 열어주며 스트레스 해소에 매우 효과적이다.

(1) 향기호흡(램프): 기분전환, 공기 정화, 활력 증진

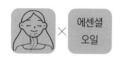

도자기 램프에 따끈한 물을 3분의 2정도 붓고 에센셜오일 5~10dr 떨어뜨려 향을 즐긴다.

추천 오일: 오렌지 3dr, 베르가모트 3dr, 클로브 3dr / 페퍼민트 2dr, 티트리 2dr, 레몬 3dr, 유칼립투스 2dr

(2) 향기 바르기: 몸과 마음의 편안함과 활력 불어넣기

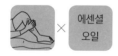

① 공병에 캐리어오일을 채운 다음 에센셜오일을 떨어뜨리고 충분히 섞어 준다.

② 목선을 따라 어깨 부분을 손으로 오일이 흡수되도록 둥글게 굴리며 부드럽게 바른다. 통증이 동반할 경우 페퍼민트 3dr, 진저 3dr, 마조람 3dr을 더해서 블랜딩한다.

추천 오일: 만다린 5dr, 네롤리 4dr, 페티그레인 5dr, 로먼 캐모마일 4dr / 캐

리어오일 30g(3%)

〈기분을 상승시키는 향기 블랜딩: 3%, 18dr/30g〉

- 라벤더 7dr, 베르가모트 8dr, 네롤리 3dr, 호호바오일 30g

- 라벤더 10dr, 제라늄 4dr, 샌들우드 4dr, 호호바오일 30g

- 로즈우드 10dr, 오렌지 5dr, 제라늄 3dr, 호호바오일 30g

- 로즈우드 8dr, 클라리 세이지 7dr, 머틀 3dr, 호호바오일 30g

- 마조람 5dr, 제라늄 6dr, 라벤더 7dr, 호호바오일 30g

(3) 향기 롤온 향수: 스트레스 해소를 돕는 롤온

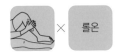

향기의 농도는 취향에 따라 캐리어오일의 양을 조절해서 블랜딩하자.

추천 오일: 프랑킨센스 8dr, 만다린 10dr, 베르가모트 12dr, 로먼 캐모마일 10dr, 캐리어오일 10g / 스프레이 향수는 캐리어오일 대신 식물성 에탄올 5g, 정제수 5g 대체

2) 우울증

우울증은 남녀노소를 가리지 않는다. 우울증을 '마음의 감기' 또는 '뇌의 감기'로 여기는데 특히 여성호르몬과 밀접한 관계가 있어 폐경기의 여성은 관리를 잘해야 한다. 어린이와 청소년의 경우 또래

친구들과의 관계, 학업 스트레스가 가장 큰 원인이 될 수도 있고, 내면의 심리변화에서 기인할 수도 있다. 평소와 다른 상태가 2주 이상 지속된다면 우울증으로 본다. 아로마는 우울증에 매우 강력한 치료제로 효과가 높다. 레몬, 오렌지 등의 시트러스 계열 오일은 모노테르펜류 리모넨의 함량이 80~99%를 차지하여 기분을 고조시키는 역할을 하며, 베르가모트는 유일하게 에스테르 함량이 30%에 달해 우울증에 매우 효과적이다. 우울할 때는 대화가 통하는 사람과 수다도 떨고 에너지를 밖으로 나오게 하는 것이 가장 좋다. 햇빛을 쏘이고 신선한 공기를 마시며 산책하는 것도 훌륭한 방법 중 하나이다.

(1) 향기 호흡(머그): 마음 치유, 스트레스 해소

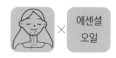

① 머그에 오일 1가지 또는 2~3가지 추천 오일, 자신이 좋아하는 향을 선택하면 된다. 오일의 양은 2~5dr에 맞추면 되는데, 은은한 향을 좋아할 수도 있고, 진하게 발향하는 것을 좋아할 수도 있으므로 각자의 취향에 따라서 즐기면 된다.

② 화장지나 손수건에 한 방울 떨어뜨려 코 가까이 대고 호흡하는 초간단 건식 호흡을 해보자. 손바닥에 한 방울 떨어뜨리는 방법도 있다. 호흡기가 약한 사람들은 원액 한 방울이라 하더라도 코로 숨을 들이쉬면서 기관지로 들어가 잔기침을 유발하기도 한다. 이때는 창문을 열어 환기하면 기침이 가라앉는다.

추천 오일: 오렌지 2dr, 시나몬 1dr, 클로브 1dr / 클라리 세이지 1dr, 베르가

모트 2dr, 일랑일랑 1dr / 레몬 1dr, 그레이프프루트 1dr, 페티그레인 2dr

(2) 향기 호흡(램프): 우울한 기분 없애기

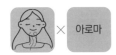

도자기 램프에 따끈한 물을 3분의 2정도 붓고, 오일 종류는 한 가

지만 선택해도 좋고, 오일의 양은 5~8dr 정도로 각자의 취향에 따라

서 즐겨보자.

추천 오일: 오렌지 5dr, 클로브 1dr, 클라리세이지 2dr / 레몬 5dr, 그레이프

프루트 2dr, 네롤리 1dr

(3) 향기 마사지: 스트레스, 피로 날려 없애기

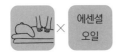

① 소독한 공병에 캐리어오일을 채운 다음 에센셜오일을 떨어뜨리

고 손바닥 사이에 두고 돌돌돌 돌려주면서 충분히 섞는다.

② 전신 또는 팔, 다리 등 원하는 부위에 부담 없이 바르고 마사지

한다. 발바닥 마사지는 하기도 쉽고 시간도 절약되며 만족도도 매우

높아 효과가 두 배라 할 수 있다.

추천 오일: 팔마로사 5dr, 베르가모트 9dr, 로즈우드 4dr, 호호바 캐리어오일

30g(3% 블랜딩)

3) 불면증

건강의 필수요건 중에 잘 먹는 것 외에 잠을 잘 자는 것만큼 중요한 일도 없다. 우리 몸은 깊은 숙면을 통해 델타파-세타파-알파파-베타파-감마파로 이동하면서 몸에 필요한 각종 호르몬이 분비되어 몸을 정비해나간다. 불면은 수면호르몬 멜라토닌, 성장호르몬 세르토닌, 스트레스호르몬 코티졸과 관계가 깊다. 밤이면 부교감신경을 우위에 놓아 푹 자면서 세포 재생이 되고, 뇌가 쉼으로 인해 다음 날 또 활기찬 삶을 살 수 있다. 뇌 기능이 항진되면 교감신경도 항진되고, 인체는 긴장 상태 체제로 불면이 오기 쉽다.

릴렉싱 오일로 스트레스를 해소하고, 마음을 편하게 하는 오일을 선택하여 블랜딩해 보도록 한다. 불면은 신경과 밀접하다. 시신경이 혼동을 일으켜 멜라토닌의 분비가 줄면서 잠을 청하기 어렵다. 한시도 손에서 떨어질 날이 없는 스마트폰의 블루라이트는 불면에 영향을 끼친다. 잠자기 전 조명의 조도를 낮추고 스탠드, 스마트폰, 노트북 등의 청색광을 줄여보자. 안대나 암막 커튼도 숙면에 큰 도움이 된다.

(1) 향기 호흡(호흡): 수면 유도, 이완 & 긴장 완화

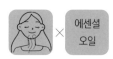

베갯잇 양쪽에 1dr을 떨어뜨리거나 화장지나 손수건에 1~2dr 떨

어뜨려 베개 양쪽 아래에 하나씩 둔다. 잠이 안 오면 이리저리 몸을 뒤척이게 되는데 이때 베갯잇 또는 배개 밑 화장지에서 은은히 올라오는 향기는 교감신경을 낮추는 작용을 하여 잠을 유도하게 된다.

추천 오일: 타임 1dr, 라벤더 1dr, 로먼 캐모마일 1dr, 마조람 1dr / 에센셜오일 1~2dr

(2) 향기 목욕: 수면 유도, 혈액순환과 피로 해소

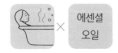

① 따뜻한 우유를 한잔 마시거나 캐모마일 허브차를 한잔 마시고 미지근한 욕조에 몸을 담그는 향기 목욕은 불면증에 가장 효과적인 방법이다. 과중한 업무에 시달리거나 피곤이 극에 달하면 일하다가도, 운전 중에도 잠이 쏟아지거나 오히려 잠이 오지 않는 극도의 긴장 상태가 유지된다. 교감신경의 향진으로 신경계 이완의 오일을 사용하면 잠을 청하는 데 도움이 된다.

② 가슴 중앙에 발라 호흡을 통해 향이 솔솔 올라오도록 하거나, 블랜딩한 오일을 화장지에 묻혀 베개 양옆에 둔다.

추천 오일: 라벤더 5dr, 마조람 4dr, 로먼 캐모마일 5dr, 일랑일랑 4dr-총 18dr / 천일염 50~100g

(3) 향기 족욕: 수면 유도, 혈액순환과 피로 해소(시간 절약 효과)

① 따끈한 물에 오일을 떨어뜨리고 발을 담그는 족욕만으로도 불

면증에 도움을 받을 수 있다.

추천 오일: 로먼 캐모마일 6dr, 라벤더 6dr, 타임 4dr, 천일염 50g

② 족욕이나 목욕 후 발과 종아리 마사지만 해도 빠르게 혈액순환
이 되고 몸이 노곤해지며 잠에 빠지기 쉬워진다. 발바닥에 타임오일
원액을 한 방울씩 양 발바닥에 발라준다.

추천 오일: 라벤더 6dr, 로먼 캐모마일 4dr, 마조람 4dr, 만다린 4dr, 호호바오
일 30g / 타임 1dr

(4) 향기 바르기: 깊은 수면 유도(초간단 발바닥 오일 바르기)

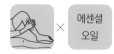

① 마조람 1dr, 타임 1dr, 로먼 캐모마일 1dr을 차례대로 양 발바
닥 양쪽에 바른다.

② 발바닥 중앙 용천 부위를 지그시 눌러주고 발 가장자리를 누르
고 쓰다듬어 주면서 부드럽게 발 마사지를 해 주는 것도 매우 좋은
방법이다.

임상 아로마테라피 **스트레스 해소 1**

지인 K씨는 45세 직장인 여성이다. 스트레스를 잘 받는 성격이고
면역력이 많이 떨어진 상태로 자주 피로를 호소했다. 목과 어깨의
뭉침은 물론 불면증도 심하고 평소 기관지가 약한 편이어서 선풍기

바람을 쐬면 목소리가 쉬거나 목 통증이 자주 생기며, 겨울이면 잦은 기관지염을 호소하였다.

아로마 처방: 주 2회 향기 목욕 / 날마다 자가 마사지 / 램프 확산으로 수시로 향기 호흡을 권함.
- 라벤더: 진정 이완작용을 하는 에스테르, 알코올, 리나롤이 풍부
- 저먼 캐모마일, 로먼 캐모마일: 신경계, 근골격계를 진정, 신경계 관장하는 세스키테르펜이 풍부
- 진저: 신경계를 진정하는 세스키테르펜이 풍부하며, 진통, 체온 상승 효과
- 레몬그라스: 근육 통증, 근막과 인대를 풀어주며 이완 진정의 효과가 있는 모노테르펜, 알코올, 리나릴 풍부

블랜딩오일: 아로마 에센셜오일 60dr(3%) / 캐리어오일 100g
에센셜오일: 라벤더 30dr, 저먼 캐모마일 5dr, 로먼 캐모마일 5dr, 진저 10dr, 레몬그라스 10dr
캐리어오일: 카렌듈라 인퓨즈드오일 30g, 스위트 아몬드 70g

결과 ➡ 2주간 주2회 향기 목욕과 날마다 발, 다리, 팔 마사지를 하도록 한 결과 피로가 많이 줄어든 듯하다 했으며, 한 달 이후부터는 짜증도 덜 나며 힘이 좀 나기 시작했다고 한다. 어깨 뭉침과 기관지염은 목욕 후 목 주변, 목선과 어깨선까지 오일을 발라 푸는 방법으로 꽤 효과가 좋아서 아로마 목욕과 오일을 바르고 마사지하는 것이 이제 생활화되었다고 한다.

스트레스 해소 2

아로마테라피 수강생인 40대 여성으로 펀드 매니저인 H씨는 경기 침체로 고객이 줄어 앞으로 미래에 대한 걱정이 심했다. 우울하다는 말을 자주 하고 자기 전에는 불면증으로 때때로 술을 마신다고 했다.

아로마 처방: 주2회 향기 족욕이나 목욕 / 수시로 향기 호흡 / 발, 다리, 팔, 등 마사지

블랜딩오일: 아로마 에센셜오일 30dr(3%) / 캐리어오일 50g

샌들우드 3dr, 네롤리 4dr, 페티그레인 10dr, 만다린 10dr, 베티버 3dr, 호호바오일 50g

- 족욕 시: 샌들우드 3dr. 베티버 1dr, 만다린 5dr

- 발바닥: 로먼 캐모마일 1dr, 마조람 1dr, 라벤더 1dr, 타임 1dr 원액을 바르고 마사지함.

- 향기 호흡: 샌들우드 2dr, 만다린 3dr

결과 ➡ 워낙 향기를 좋아해서 아로마테라피를 직접 배우기도 했지만, 아로마블랜딩 향을 무척 좋아하여 행복해했다. 1주가 지나자 족욕만으로도 피로가 많이 풀린다며 만족해했고, 자가 마사지도 흡족해했으며, 특히 발바닥에 4가지 아로마오일 원액을 바르고 마사지한 것이 효과가 있어 잠들기 전 시간이 조금씩 짧아지기 시작했다고 한다.

4. 소화기

마음이 편안하면 부교감신경의 활성으로 소화도 원활해지고 장도 편안하다. 반면 소화가 잘 안 되거나 체하고 더부룩하다면 마음이 불편한 상태, 긴장, 스트레스 상태이다. 이때는 교감신경의 활성으로 신경이 날카롭고 예민하여 소화불량 체기도 생길 수 있으며, 머리도 아프고 속은 더부룩하고 가스가 차기도 한다. 다른 장기보다도 소화기는 감정, 마음과 밀접한 관련이 있다고 할 수 있다. 몸이 따뜻하게 허브차를 충분히 마신 후, 마사지를 시작하는 것이 효과적이다. 향기 호흡을 하면서 배 주위를 천천히 둥글게 원을 그리듯 마사지해 보자.

소화불량, 변비, 구토, 더부룩함, 두통에 좋은 오일에 대해 알아보자.

페퍼민트 Peppermint
학명: *Mentha piperita*

페퍼민트의 꽃과 잎, 줄기를 수증기 증류를 하며 주성분은 모노테르펜 알코올류인 L-멘톨(35~50%), 케톤류인 멘톤(15~30%), 에스테르류인 멘틸(5~10%), 옥사이드류인 1.8시네올(5~10%)이다. 박하향이라고도 불리고 화하는 시원하고 청량감이 도는 상쾌한 향인 페퍼민트는 사용에 따라 상대적인 작용을 하는 오일이다. 혈압을 올리기도 하고 내리기도 하며, 중추신경계를 자극하기도 하고 안정을 주기도 한다. 페퍼민트는 신경 강화, 집중, 체온조절, 혈압조절, 진통, 근육통, 구토증, 멀미, 위 기능 강화, 간장 기능 강화, 항염, 항균, 항바이러스 기능 등의 작용을 한다. 간질, 심장병 환자, 초기 임산부, 4세 이하의 아이는 사용을 주의한다.

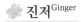 **진저** Ginger　　　　　　　　　　　학명: *Zingiber offcinale*

진저는 생강오일로, 소화에 관여하고, 냉한 몸의 체온 상승에 이만한 것도 없다. 진저는 수증기 증류로 추출하며, 주성분은 세스키테르펜 탄화수소류인 진저버렌(25~35%), β-세스키펠란드렌(5~15%), α-비사볼렌(5~10%)이 다량 함유되어 항염작용과 진정작용에 탁월하다. 톡 쏘는 스파이시하고 따뜻하고 달콤한 향은 면역기능 활성화, 체온 상승, 소화촉진, 소화 기능 활성, 장, 위장 기능 강화, 항염, 항균, 항바이러스, 항진균 작용 등의 역할을 한다.

1) 소화불량

위액 분비를 도와 소화촉진으로 소화기를 편안하게 해 주는 따뜻한 오일과 감귤류 시트러스 계열 오일을 배꼽 주위에 시계방향으로 둥글게 원을 그리듯 마사지해 준다. 어린 시절 배 아팠을 때 '엄마 손은 약손이고 ㅇㅇ이 배는 똥배다. 술술 내려가라.' 하면서 엄마가 마사지해 주던 기억이 있을 것이다. 엄마의 따뜻한 마음이 함께한 배 마사지는 소화불량의 최고의 처방이라 할 수 있다.

마음 편하게 해 주는 오일로 시트러스 계열의 오일과 향신료 계열의 따뜻한 오일이 효과적이다.

(1) 향기 마사지: 배 통증 완화, 혈액순환과 가스 배출

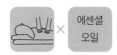

소독한 공병에 캐리어오일을 부은 다음 에센셜오일을 순서대로 넣고 충분히 섞어준다. 손바닥에 동전 크기만큼 짜주고 2~3번 비벼서 따뜻하게 만든 후, 배에 발라준 다음 시계방향으로 둥글게 마사지해 준다.

추천 오일: 만다린 5dr, 오렌지 5dr, 펜넬 3dr, 페퍼민트 2dr, 진저 3dr-총 18dr / 캐리어오일 30g

※따뜻한 물에 꿀, 페퍼민트 1dr, 만다린 1~2dr 섞어서 마신다.

(2) 향기 호흡(램프): 마음도 편하게, 몸도 편하게

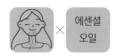

추천 오일: 페퍼민트 2dr, 오렌지 6dr

(3) 향기 목욕: 만다린으로 긴장된 근육 풀어주는 목욕

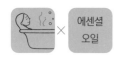

추천 오일: 만다린 8dr, 베르가모트 7dr, 진저 5dr / 천일염 50g

(4) 향기 찜질, 바르기: 온열 요법으로 위경련, 복통 완화

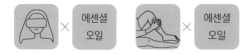

따뜻하게 장의 평활근을 풀어주는 온열요법으로 따뜻한 수건이나 핫 팩으로 통증을 줄이는 데 도움이 된다. 항진경, 항진통, 항염, 신경계에 효과 있는 오일과 블랜딩하여 위 주변, 장 마사지를 한다. 통증이 심할 경우 반드시 병원 진료가 우선이다.

추천 오일: 펜넬 5dr, 페퍼민트 3dr, 라벤더 2dr, 로먼 캐모마일 5dr, 일랑일랑

3dr-총18dr / 캐리어오일 30g

(5) 향기 호흡: 체했을 때

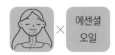

위 연동운동과 담즙 분비에 효과가 있는 페퍼민트오일 원액 한 방울을 명치 부위에 살짝 바르거나 화장지나 손수건에 떨어뜨리고 향기 호흡을 한다. 스피아민트, 레몬 원액도 가능하다.

(6) 향기 마시기, 마사지: 설사나 원활한 장운동을 돕고 체온 올리기

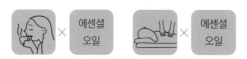

설사는 상한 음식이나 물을 잘못 먹어 식중독에 의해서 생길 수 있는데, 우선 대장의 변을 무조건 밖으로 배출해야 한다. 장 근육을 편안하게 하는 오일을 사용해보자. 장염도 식중독도 아닌데 설사를 자주 한다면 신경성 과민성 장의 문제이므로 신경계를 관장하는 따뜻한 오일을 사용한다. 장을 부드럽게 하면서 연동운동에 도움이 되는 오일을 추천한다.

① 따뜻한 물에 꿀 1T, 만다린오일 1~3dr을 섞어 마시는 것 또한 유용한 방법이다.

② 소독한 공병에 캐리어오일을 부은 다음 에센셜오일을 순서대로 넣고 충분히 섞는다. 손바닥에 동전 크기만큼 짜고 2~3번 비벼서 따뜻하게 만든 후 배에 발라준 다음 둥글게 마사지해 준다.

추천 오일: 진저 6dr, 블랙 페퍼 4dr, 펜넬 4dr, 로먼 캐모마일 4dr, 카렌듈라 인퓨즈드오일 30g(3%)

2) 변비

변비는 위 기능 자체가 약해지면서 위장 근육도 약해져 변비가 되기도 하고, 대장운동이 잘 안 될 때, 신경의 긴장으로 인해 장 근육의 경직으로 변비가 생길 수 있다. 잘 자고, 잘 먹고, 잘 배출하는 것은 건강의 기본이다. 만성 변비로 인해 독소가 몸으로 유입되는 것은 면역력 저하를 가져오고 각종 질병의 원인이 된다. 장에 독소가 꽉 차 있다면 머리가 맑을 수 없다. 따뜻한 물을 충분하게 수시로 마시고 배를 따뜻하게 해야 한다. 그러므로 배 마사지가 아주 효과적이다. 따뜻한 계열의 오일이나 원활한 장 연동운동을 돕고 부교감신경에 효과 있는 오일을 블랜딩하자.

(1) 향기 마사지: 따뜻한 몸, 혈액순환, 장 연동운동과 부교감신경 조절

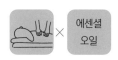

공병에 에센셜오일을 순서대로 넣고 캐리어오일을 붓고 충분히 섞는다. 손바닥에 동전 크기만큼 짠 뒤 비벼서 따뜻하게 만든 후 배에 발라준 다음 둥글게 마사지해 준다. 시계방향으로 둥글게 배꼽 아랫배 부분을 마사지한다.

추천 오일: 블랙 페퍼 5dr, 진저 5dr, 로먼 캐모마일 8dr / 호호바오일 30g(3%)

3) 구토, 메스꺼움, 두통

메스꺼움과 구토는 소화기 장애나 두통, 뇌장애, 복부 장애, 임신 등 우선 그 원인을 살펴야 한다. 구토 증세가 이틀이 지나도 멈추지 않는다면 반드시 병원 치료를 받아야 한다. 일반적으로 신경계에 관

여하는 오일이나 장의 기능을 이완하는 효과의 오일을 추천해서 블랜딩하는 것이 좋다.

(1) 향기 호흡(건식, 램프): 향기 호흡으로 메스꺼움과 두통 없애기

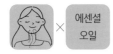

화장지나 손수건에 에센셜오일 1~2dr을 떨어뜨려 호흡하는 건식 호흡을 해보자. 일시적인 메스꺼움이라면 증세가 줄어들 것이다. 램프에 발향하는 방법도 효과가 있다.

추천 오일: 페퍼민트 3dr, 진저 3dr, 로먼 캐모마일 3dr, 만다린 3dr, 레몬 3dr, 오렌지 3dr

(2) 향기 마시기: 페퍼민트로 속을 편안하게

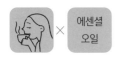

암 환우들이 항암치료를 받을 때 페퍼민트 에센셜오일만 있어도 훨씬 치료받기가 수월해진다. 대부분 항암치료에 들어가면서 메스꺼움과 구토 증세로 식사를 힘들어한다. 그럴 때 페퍼민트오일 한 방울을 화장지에 떨어뜨려 호흡하면 증세가 많이 가라앉는다.

임산부 입덧에도 많은 도움을 주기에 페퍼민트 향기 호흡은 매우 효과적이다. 구토가 나면서 두통이 있을 땐 꿀 한 스푼에 페퍼민트 한 방울을 블랜딩해서 마시면 훨씬 편해지며, 소화불량의 두통은 페퍼민트 오일의 호흡만으로도 가라앉는다.

추천 오일: 페퍼민트 1dr / 레몬 1dr / 오렌지오일 2dr과 꿀 1T을 섞어서 마신다.

`임상 아로마테라피` **손발 차가움과 복부팽만**

20대 중반의 취업준비생인 I양은 복부팽만, 변비, 두통, 찬 손발을 호소하였다. 취업준비생으로 공부와 취업의 스트레스로 목과 어깨 통증까지 동반하여 늦은 저녁에는 음식으로 스트레스를 풀려는 경향이 있다고 했다.

아로마 처방: 날마다 시계방향으로 아랫배 마사지 / 발, 다리 마사지 / 수시로 족욕과 호흡을 하도록 함.

블랜딩오일: 아로마 에센셜오일 60dr(3%) / 캐리어오일 100g

페퍼민트 10dr, 블랙 페퍼 20dr, 펜넬 10dr, 오렌지 10dr, 진저 10dr / 카렌듈라 인퓨즈드 30g, 스위트 아몬드 70g

 – 향기 호흡: 건식 호흡(블랙 페퍼, 펜넬 1방울 화장지에 떨어뜨려서 호흡)

 – 향기 족욕(수욕): 진저 5dr, 블랙 페퍼 3dr, 오렌지 5dr / 천일염 20g

 – 배꼽 위: 진저 1~2dr 떨어뜨림(누워서 천천히 흡수시키도록 함.)

결과 ➡ 손발이 차고 변비가 있어 족욕을 자주 하라고 권했으며, 시간이 날 때마다 배 마사지, 발과 다리 마사지를 하도록 했다. 족욕은 크게 번거롭지 않아 자주 할 수 있었고, 오일을 바르고 마사지하는 것을 습관적으로 한 결과 2주 후 배에 가스 차는 증상이 많이 줄었으며, 변의 양이 늘었고, 변을 보는 시간과 횟수도 4일에서 3일, 2일로 바뀌었다고 했다. 2달 후 손발 냉증이 줄어 자신이 온기를 느낄 정도로 좋아지고, 복부팽만이 많이 완화되어서 만족해했다. 아로마테라피에 많은 관심을 가지면서 아로마테라피 DIY 립밤, 캔들, 디퓨저를 만들어가기도 했다.

5. 순환기

우리가 앓고 있는 질병의 대부분은 혈액순환 관련 질환이다. 심장에서 펌핑된 혈액은 산소와 영양분을 세포로 운반하고 교환한다. 또한 이산화탄소와 노폐물을 정맥과 림프관, 림프절로 이동하는 몸의 대순환이 이뤄진다. 혈액이 혈관을 따라 이동하듯이 림프액은 림프관을 따라 이동하며 온몸을 순환한다. 림프의 주요기능은 영양성분을 운반하고, 외부의 해로운 물질로부터 우리 몸을 보호한다. 이렇게 림프순환은 혈액순환과 같이 중요한 역할을 한다. 림프관이 모이는 자리, 림프절을 스트레칭해주고 부드럽게 마사지하는 것이 몸의 염증 완화와 신체 부종을 완화시키는 데 큰 도움이 된다. 림프는 우리 몸의 관절이 접히는 모든 부분에 분포되어 있다고 생각하면 된다.(겨드랑이, 허벅지 사타구니, 오금, 발목, 손목, 아랫배의 대장, 소장, 목 옆선, 쇄골) 림프마사지에는 혈액순환에 도움이 되는 오일, 노폐물이 배출되는 독소 제거 오일, 면역을 올리는 오일이 효과적이다.

림프순환, 부종, 정맥류, 치질, 고혈압, 저혈압, 심혈관질환에 도움이 되는 오일에 대해 알아보자.

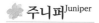 주니퍼Juniper　　　　　　　학명: *Juniperus communis*

주니퍼는 노간주나무의 열매로 '작은 열매'의 의미로 '주니퍼'라고

불린다. 주니퍼의 열매를 수증기 증류로 추출하며 주성분은 모노테르펜류인 α-피넨(30~80%), 피넨, 사비넨, 리모넨으로 정화특성이 강하여 이뇨, 제독, 체액 순환, 염증 완화, 독소 배출에 유용하며, 피톤치드 효과가 있어 삼림욕을 대신하기도 한다. 신경안정, 피로회복, 스트레스 해소, 자율신경균형, 방광염, 부종, 림프순환, 울혈, 디톡스, 다이어트, 피부미용, 근육통, 요통, 통증 완화, 항염, 항균, 항바이러스 등에 유용하다.

🌸 메이챙 May Chang   학명: *Litsea cubeba*

중국이 주요산지인 메이챙은 '중국의 여신'을 의미하는 말로 '차이니즈 페퍼'라고도 부른다. 메이챙은 열매를 수증기 증류로 추출하며 주성분이 시트랄(75~85%), 리모넨, 미크렌, 리나롤 등으로 심장질환과 고혈압 치료에 뛰어난 효과를 보인다. 심장 수술 후의 환자, 소화불량, 스트레스, 우울, 지성 피부, 여드름 피부, 진정에 유용하다. 시트러스 계열은 아니지만 시트러스 향을 닮았으며, 시트러스 계열과도 향이 잘 어울린다.

1) 림프순환 / 부종

혈액은 곧 생명이다. 피가 원활히 가는 곳은 치유의 샘이 넘치며 활력이 넘치지만, 혈액의 정체 또는 울체가 되면 몸의 기능은 전체적으로 떨어지게 된다. 림프 혈관의 주요기능은 조직을 해독하여 건강한 면역체계로 만드는 일이라 일명 우리 몸의 정화시스템으로 청소부 역할을 한다. 림프순환을 잘되도록 하는 것은 건강과 직결된다. 림프는 우리 몸이 접히는 관절의 모든 부분, 몸통에 연결된 부위에 대부분 분포되어 있는데 림프의 자유로운 순환은 면역의 매우 중요한 기능을 담당한다. 주니퍼, 레몬, 그레이프프루트, 오렌지, 라임, 베르가모트, 사이프러스, 파인, 진저, 라벤더, 샌들우드, 블랙 페퍼 오일 등은 림프순환에 효과적이다.

(1) 향기 마사지: 주니퍼와 사이프러스로 부종 굿바이

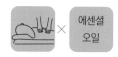

마사지만 꼼꼼히 잘해도 단순 부기는 쉽게 빠진다. 모세혈관 강화, 혈액순환을 촉진하는 오일, 순환에 도움이 되는 오일, 호르몬 균형 오일을 블랜딩해 보자.

① 소독한 공병에 캐리어오일을 부은 다음 에센셜오일을 순서대로 넣고 충분히 섞는다. 손바닥에 동전 크기만큼 짜 두세 번 비벼서 따뜻하게 만든 후 림프 부위 온몸에 발라준 다음 둥글게 마사지해 준다. 에센셜오일을 바르고 마사지를 하면 순환에 아주 효과적이다.

② 얼굴, 귀밑, 목선 옆으로 림프를 부드럽게 마사지해 주면서, 쇄골 아래쪽에 몸의 쓰레기 하치장인 정맥각 방향으로 쓸어주듯 자극하면 체액이 활성화하는 데 매우 효과적이다. 얼굴 목선에서 쇄골,

몸통 방향으로, 손끝, 손목에서 겨드랑이 액와 방향으로, 발끝에서
사타구니 방향으로 마사지해 준다.

추천 오일: 사이프러스 4dr, 그레이프프루트 4dr, 제라늄 5dr, 주니퍼 5dr, 아
르니카오일 30g

(2) 향기 바르기: 따뜻한 진저오일로 림프울체 풀어주기

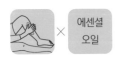

소독한 공병에 캐리어오일을 부은 다음 에센셜오일을 순서대로 넣
고 충분히 섞는다. 통증 효과가 높은 캐리어오일 순서는 다음과 같다.

> 세인트존스워트오일 〉 아르니카오일 〉 캐럿 시드 〉 로즈힙

추천 오일: 주니퍼 4dr, 사이프러스 4dr, 파인 4dr, 진저 6dr- 총18dr / 캐리
어오일 30g

(3) 향기 목욕: 향기 입욕으로 림프순환, 노폐물 배출

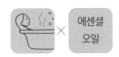

따끈한 물에 천일염을 풀고 욕조에 몸을 담근 후 준비한 10~20dr
정도의 오일을 떨어뜨린다. 욕조의 크기에 따라 양은 조절한다.

추천 오일: 주니퍼 4dr, 사이프러스 4dr, 그레이프프루트 4dr, 베르가모트 6dr
/ 천일염 50g

(4) 향기 족욕: 시간 절약으로 행복 두 배

들통에 38도 정도 따뜻한 물을 반 정도 붓고, 천일염과 에센셜오일을 5~10dr 떨어뜨리고 발을 담근 후, 천천히 호흡하면서 향을 즐겨보자. 높이 있는 대야를 사용하여 물이 무릎까지 충분히 잠기도록 하는 것이 가장 이상적이다.

추천 오일: 주니퍼 6dr, 사이프러스 4dr, 파인 6dr, 아르니카오일 2g / 천일염 20g

2) 정맥류, 치질

정맥류는 임산부, 운동 부족인 사람들, 장시간 서서 일하는 서비스업에 종사하는 사람들에게서 많이 일어나기에 직업병이라고도 부른다. 또 간 기능 저하로 인한 순환문제로 정맥류와 치질이 생기기도 한다. 같은 자세로 오래 서 있다 보면 심장에서 펌핑된 피가 아래로 저류되는 현상으로 정맥에서 피가 고이며 팽창되거나 꼬임으로 파랗게 핏줄이 튀어나오고 아프다. 종아리에서 허벅지 위까지 넓게 힘줄이 불거진 정맥류는 여성의 경우 더욱 불편하다. 정맥 수축 강화, 모세혈관이 강화되고 혈액순환 촉진에 도움이 되는 오일을 블랜딩한다.

(1) 냉습포(정맥류)**:** 냉습포로 혈관을 차갑게 수축

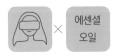

넓은 대야에 차가운 물을 받아 에센셜오일을 섞은 후 거즈나 수건으로 정맥류가 있는 자리에 냉습포를 올려준다. 3분 정도 습포를 올리고 5~6번을 반복해서 정맥류나 치질에 혈관이 수축되도록 돕는다. 모노테르펜이 풍부한 사이프러스오일은 지혈에도 좋고 부종에도 효과적인 오일이다. 지나치게 넘치는 것을 제한하는 사이프러스는 기관지 염증과 땀이 많이 나는 다한증에 매우 효과적이다.

추천 오일: 사이프러스 6dr, 레몬 4dr, 주니퍼 4dr, 파인 4dr-총18dr

(2) 향기 바르기(정맥류)**:** 정맥류 혈관 강화

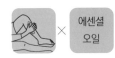

① 소독한 공병에 캐리어오일을 부은 다음 에센셜오일을 순서대로 넣고 충분히 섞는다. 손바닥에 적당량을 붓고 손바닥을 3~4번 정도 비벼서 따뜻하게 만든 후 부위에 바른다.

② 발바닥 또는 발목에서 종아리를 거쳐 허벅지까지 아침저녁으로 바르는 것이 정맥류에 도움이 된다. 발목에서 종아리 위 방향으로, 무릎에서 서혜부 방향으로 오일을 바르는 것이 효과적이다.

활용 블랜딩오일: 사이프러스 6dr, 레몬 4dr, 주니퍼 4dr, 파인 4dr / 세인트 존스워트오일 30g

(3) 향기 좌욕(치질): 치질 부위 모세혈관 강화, 혈액순환 강화

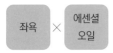

대야에 따뜻한 물을 담아 치질에 효과적인 캐리어오일, 에센셜오일을 차례대로 떨어뜨리고 5~10분 정도 좌욕을 한다.

세인트존스워트오일은 히이페리신과 플라보노이드의 성분으로 붉은색을 띠며, 독소 배출, 피부 상처, 정맥류, 치질, 염증, 타박상, 근육통, 관절염, 신경통 등과 몸 안 깊은 부위 통증에 유용하다.

① 치질 연고 만들기: 비커에 세인트존스워트오일 40g을 계량하고, 밀랍 8g도 계량한다. 핫플레이트 중불에 비커를 올려 밀랍이 3분의 2 정도 녹으면 불을 끈다. 녹은 밀랍이 60도 정도로 식으면 에센셜오일을 차례대로 넣어준 후 스틱 용기에 붓는다. 연고의 밀랍과 오일 비율은 1:5 / 밀랍 8g, 세인트존스워트오일 40g

추천 오일: 파촐리 2dr, 사이프러스 4dr, 레몬 4dr, 티트리 2dr / 세인트존스워트오일 5g

치질 연고 추천 오일: 파촐리 4dr, 사이프러스 12dr, 레몬 7dr, 주니퍼 7dr / 세인트존스워트오일 40g / 밀랍: 8g(p.58 참고)

3) 고혈압

우리들이 겪는 많은 질병 중 혈액 관련 질환이 90% 이상이다. 가

습이 쪼이는 듯 압박이 온다면 병원 진료를 꼭 받아야 한다. 손발이 저리고 목선, 어깨선, 턱, 뒷목이 뻣뻣해지기도 하는 것은 일종의 마비가 시작되는 신호이므로 위험하다. 향기 마사지의 꾸준한 관리가 필요하다. 심장기능 강화, 심장발작을 줄여주는 편안한 오일 메이챙, 네롤리, 장미오일을 메인으로 블랜딩해 보자. 심장 부위, 특히 왼쪽 가슴과 왼쪽 어깨, 가슴 앞과 뒤쪽도 마사지하면 좋다.

일반적으로 병원 진료를 받을 때 가장 먼저 혈압과 체온을 확인한다. 나이가 들어가면서 가장 무서운 질환 3종 세트가 고혈압, 당뇨, 동맥경화(심혈관 관계)이다. 교감신경을 내려주고 부교감신경을 우위에 두는 것이 포인트이다.

(1) 향기 호흡(램프, 건식): 편안한 향기 호흡으로 릴렉스

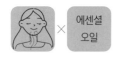

램프 확산: 라벤더 2dr, 베르가모트 3dr, 마조람 2dr, 일랑일랑 1dr
건식 호흡: 라벤더, 베르가모트, 마조람, 일랑일랑(선호하는 향을 화장지나 손수건에 한 방울을 떨어뜨려 호흡)

(2) 향기 마사지: 마음 편한 향으로 몸의 릴렉싱까지

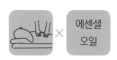

에센셜오일의 종류를 한 가지 또는 2~3가지 사용해도 좋으며, 캐

리어오일 같은 경우도 달맞이꽃 종자유 또는 스위트 아몬드오일도 무방하다. 호호바오일은 혈액순환을 촉진하고 피부 흡수력이 매우 높아 마사지에 훌륭한 오일이다.

추천 오일: 라벤더 5dr, 메이챙 5dr, 네롤리 3dr, 클라리 세이지 5dr-총18dr, 호호바오일 30g

4) 저혈압

저혈압은 몸의 대사기능이 떨어질 경우 갑상선 저하증이 오기도 하고, 손발 냉증이 있을 때, 체온이 낮을 때는 저혈압이 올 수도 있다. 저혈압은 대부분 만성적으로 피로하고 활력과 에너지가 떨어지기에 대사기능 저하이다. 신경을 활성화하고 혈관의 탄력을 높여야 한다. 저혈압은 부교감신경을 내리고 교감신경을 올릴 수 있게 하는 것이 포인트이다. 혈압을 올리는 저혈압에 좋은 오일들을 살펴보면 고혈압과는 반대로 로즈메리, 페퍼민트, 히솝, 레몬, 진저 등이 유용하며 향기 마사지, 향기 호흡, 목욕도 적합하다.

(1) 향기 호흡(램프, 건식): 히솝 향 호흡으로 분위기 고조

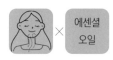

① 도자기 램프에 따끈한 물을 3분의 2정도 붓고, 에센셜오일

5~10dr 떨어뜨린다.

② 티 라이트 캔들에 불을 붙여서 도자기 물의 온도를 높이면서 확산되는 향을 즐긴다.

램프 확산: 사이프러스 3dr, 히솝 2dr, 로즈메리 2dr, 페퍼민트 1dr

건식 호흡: 사이프러스, 히솝, 로즈메리, 페퍼민트(어떤 향이든 화장지에 한 방울을 떨어뜨려 호흡)

(2) 향기 마사지: 히솝과 로즈메리 향으로 몸의 활력 찾기

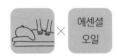

달맞이꽃 종자유는 혈액순환을 촉진하고 피부 흡수력이 높아 마사지에 훌륭한 오일이다.

블랜딩오일: 로즈메리 4dr, 제라늄 8dr, 히솝 6dr-총18dr, 달맞이꽃 종자유 30g(3%)

5) 심혈관계질환

마음이 어디에 있는지 물으면 동양에서는 심장에 있다고 표현하며, 서양은 머리에 있다고 한다. 심장이 아프고 무엇인가 이상이 있는 것 자체를 마음으로 바라본다면 심장질환에는 마음에 관여하는 오일도 좋을 것이다. 4차크라 심장 차크라에 배속되는 오일 또는 매

이챙, 네롤리의 하트토닉 오일은 심장 치료제로 훌륭하게 쓰인다. 그렇다고 4차크라 오일만 치료제로 보지는 않는다. 경험의 학문인 아로마테라피는 정답은 없고 해답만 있을 뿐이라고 말하고 싶다. 네롤리와 메이챙, 로즈오일은 심장질환에 대한 치료연구결과가 있다.

(1) 향기 마사지: 심장 치료제 오일로 순환 마사지

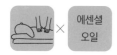

공병에 캐리어오일을 부은 다음 에센셜오일을 순서대로 넣고 충분히 섞는다. 손바닥에 적당량을 붓고 오른쪽 방향으로 세 번 정도 비벼서 따뜻하게 만든 후 부위에 바른 다음 둥글게 마사지해 준다.

블랜딩오일: 라벤더 6dr, 로즈 2dr, 네롤리 4dr, 메이챙 6dr, 세인트존스워트 30g

(2) 향기 호흡: 하트토닉오일로 편안한 호흡

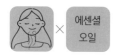

화장지에 1~2dr을 떨어뜨려서 호흡하면 서서히 진정된다.

블랜딩오일: 네롤리 1dr, 메이챙 1dr, 로즈 1dr, 라벤더 1dr(좋아하는 향을 선택)

(3) 향기 목욕: 네롤리 향 입욕으로 몸을 따뜻하게

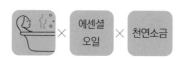

블랜딩오일: 네롤리 4dr, 라벤더 6dr, 메이챙 6dr, 베르가모트 4dr, 천일염 50g

림프순환과 부종 감소

기자로 활동하는 50세 여성 P씨는 부기의 정도가 평소보다 심해지고, 갈수록 살이 찌는 듯하며, 눈도 따끔거리며 아플 때가 있고 손발이 차다고 했다. 특히 허리통증도 심하고, 목과 어깨 쪽이 심하게 아프다고 호소했다.

아로마 처방: 날마다 손과 발, 등 마사지 / 수시로 향기 족욕과 목욕, 향기 호흡 권함 / 눈 습포

- 에센셜오일: 주니퍼 20dr, 사이프러스 10dr, 파인 10dr, 진저 10dr, 베르가모트 10dr-총 60dr(3%)

- 캐리어오일: 아르니카오일 30g, 호호바오일 40g, 달맞이꽃 종자유 30g 총 100g

- 향기 마사지: 부종과 순환에 좋은 블랜딩오일로 발바닥 마사지, 종아리부터 천천히 허벅지까지, 손바닥부터 팔 겨드랑이까지, 목선 옆에서 쇄골 아래까지, 배는 시계방향으로, 허리 부분은 척추 기립근 아래에서 위쪽으로 향하면서 마사지한다. 주 1회~2회 두피 마사지도 병행하도록 했다.(등 마사지는 자신이 할 수 없으므로 가족에게 부탁하거나 생략함.)

- 향기 호흡: 건식 호흡(블랙 페퍼, 펜넬 에센셜오일 1dr을 화장지에 떨어뜨려서 수시로 호흡)

- 향기 족욕: 진저 5dr, 블랙 페퍼 3dr, 오렌지 5dr(목욕을 못 하는 날

은 족욕으로 대체)

- 향기 목욕: 주니퍼 5dr, 사이프러스 5dr, 파인 5dr, 베르가모트 5dr(일주일 2번, 날마다 하면 더 좋음)
- 향기 습포: 냉수에 라벤더 2dr, 클라리 세이지 3dr을 풀고 거즈에 적신 후 습포를 감은 눈 위에 댄다. 10~15분 정도 4번 갈아주며, 거즈에 라벤더오일 1dr 추가하는 것도 좋다.

결과 ➡ 목욕과 족욕, 향기 호흡과 습포도 시간이 되는 대로 자주 하도록 했다. 특히 발 마사지는 시간이 없어도 꼭 하도록 했다. 족욕은 하기에 번거롭지 않아 자주 할 수 있었고, 오일을 바르고 마사지하는 것을 거의 날마다 습관적으로 한 결과 시간이 갈수록 발 마사지만 해도 부기가 많이 줄었다고 했다.

한 달 후, 부기는 눈에 보일 정도로 줄어들었고, 손발, 얼굴 부기 완화에 매우 만족해했다. 눈 냉습포와 향기 호흡은 직장이나 집에서 자주 할 수 있어 편하다고 했다. 날마다 시간을 내서 림프 방향에 따라 꼼꼼히 자가 마사지를 한 결과 두 달 후 몸무게가 5kg 감량되고 옷 사이즈는 예전에 못 입던 옷들도 다 입게 되어 너무나 행복해했다. 아로마테라피로 다시 태어난 것 같다고 하는 그녀는 자연의 신비에 다시 놀라고 아로마 마니아가 되었다.

6. 피부

피부질환에 자연치료, 향기 치료는 성공률이 매우 높고 효과적이다. 피부에 문제가 생기면 스테로이드 연고나 약을 처방받기 일쑤다. 스테로이드 연고제는 일시적으로 피부를 매끈하게 치료를 하지만, 만성으로 이어질 때가 문제이다. 아토피가 심해져서 약과 연고를 바르면서 장기간 사용할 경우 살갗이 두꺼워지고, 딱딱해지면서 합병증으로 고생하는 경우가 많이 생긴다.

아토피성 피부염이 있을 때는 혈중에 γ-리놀렌산의 농도가 낮아진다. γ-리놀렌산이 많이 들어있는 식품을 찾아보면 달맞이꽃 종자유가 있다. γ-리놀렌산이 풍부한 캐리어오일인 달맞이꽃 종자유를 먹고 바르고 충분히 보충해주면 근본적인 염증을 치유하는 데 큰 도움이 된다. 달맞이꽃 종자유는 스테로이드제도 아니고, 항히스타민제도 아니어서 부작용이 없는 것이 장점이다. 오래 먹어도 몸에 부담이 없고 사용하는 로션이나 크림에 자연스럽게 섞어서 바르는 것도 좋은 방법이다. 아이들이 먹기 힘들어할 때는 음식에 넣어서 먹이도록 하며 주의점은 너무 뜨겁지 않도록 하는 것이다.

아토피성 피부, 두피 관리, 무좀, 습진에 도움이 되는 대표적인 오일을 살펴보자.

🌸 저먼 캐모마일^{German Chamomile}　　학명: *Matricaria chamomilla*

'마트리카리아'는 고대 그리스어로 어머니^{mater}와 자궁^{matrix}를 뜻하는 말에서 유래되었다. 저먼 캐모마일의 주성분은 옥사이드류인 비사볼롤옥사이드(25~40%), 세스키테르펜 탄화수소류인 β-파르네센(20~30%), 카마줄렌(10~20%) 등을 함유하며 카마줄렌은 증류 과정 중에 화학반응에 의해 푸른 청색으로 변하여 오일 또한 푸르다. 약초 허브향이 조금 강하나 상처치유, 항염증 등 모든 피부질환, 피부재생에 효과적이며 소양증, 항히스타민, 항알러지, 위 기능 강화, 소화촉진, 근육통, 관절 신경통에 유용하다.

🌸 로먼 캐모마일^{Roman Chamomile}　　학명: *Anthemis nobils*

로먼 캐모마일의 향은 은은한 사과 같은 향이 난다고 해서 '땅속의 사과'라고 불리며, 캐모마일 주변에 자라는 허브들이 병들지 않는다고 해서 '땅속의 의사'라고도 한다. 로먼 캐모마일의 주성분은 에스테르류인 안젤산이소부틸(30~40%), 케톤류인 피노카르본(2~15%), 모노테르펜류인 리모넨(5%) 등을 함유한다. 로먼 캐모마일은 신경계 강장으로 자율신경계의 균형을 도와 불안과 불면증, 편두통, 신경성 소화불량에 매우 효과적이며 신생아부터 노인에 이르기까지 사용 가능하며 진정, 항염, 항균, 항바이러스, 혈압 강하, 생리전 증후군(PMS)에 효과적이다.

1) 아토피성 피부

아토피성 피부에 γ-리놀렌산이 효과가 크다. 혈액순환을 돕고 혈중 콜레스테롤을 낮추어 주는 γ-리놀렌산은 오메가6의 지방산 일종으로 우리 몸에서 만들지 못하지만 꼭 필요로 하는 성분이다. 면역력이 떨어지는 사람들, 각종 성인병, 갱년기 증상, 만성 염증성 질환, 아토피성 피부염에 특히 도움이 된다. 아토피는 면역 과잉된 질환으로 자가 면역질환이다. 식생활이 매우 중요하며 장 누수로 인한 독소가 다시 유입되지 않도록 하는 것이 중요하다.

캐리어오일인 달맞이꽃 종자유는 세라마이드, 히아루론산 성분이 풍부하며, γ-리놀렌산 함량이 매우 높다. 먹고 바르는 방법이 효과적이다. 오전, 오후 한 번씩 먹고 피부에 꾸준히 바르는 것은 아주 유용한 방법이다. pH 4.5~5.5 정도의 약산성의 보디클렌저를 사용하고 샴푸와 린스도 무향의 샴푸, 로션을 바르는 것도 추천하는 방법이다.

(1) 캐리어오일 마시기(먹기): 하루 두 번으로 아토피 완화

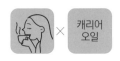

유기농 달맞이꽃 종자유 1T을 하루 두 번 먹는다. 맛이 불편하여 먹기 힘들 땐 죽염을 조금 섞어 먹으면 낫다. 아이는 1t(5ml), 어른은 1T(15ml).

(2) 향기 바르기: 청색 카마줄렌으로 피부염증 완화

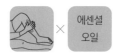

① 공병에 에센셜오일을 순서대로 넣고 캐리어오일을 부은 다음 충분히 섞는다.

② 저먼 캐모마일은 카마줄렌 성분으로 인해 오일색이 청색이다. 항염, 소염 효과가 매우 높아 아토피성 피부를 완화시킨다. 원하는 부위에 하루 1~2번 꾸준히 바른다. 가려움이 심할 때는 페퍼민트오일을 1~2dr 섞어 바르면 가려움이 현저하게 줄어 매우 효과적이다.

추천 오일: 저먼 캐모마일 5dr, 만다린 5dr, 라벤더 5dr, 달맞이꽃 종자유 30g

(3) 크림 바르기: 아토 크림으로 염증과 보습 케어를 동시에

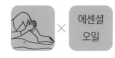

① 캐리어오일을 계량하고 올리브 유화 왁스를 넣어 중탕한다.

② 저먼 캐모마일워터도 함께 중탕하여 70도 온도가 되면 ①에 ②를 섞고 주걱과 미니 블렌더로 크림제형이 나오도록 섞는다.

③ 크림의 점도가 나오면 ②에 첨가물, 보존제, 에센셜오일을 차례대로 잘 섞은 다음 소독한 용기에 담는다. 스티커에 이름, 날짜를 써서 붙이고 수시로 몸에 발라 피부를 촉촉하게 한다.(p.280 참고)

에센셜오일: 라벤더 3dr, 로먼 캐모마일 5dr, 저먼 캐모마일 5dr

캐리어오일: 달맞이꽃 종자유 10g, 카렌듈라 8g, 아보카도 8g

기타 재료: 저면 캐모마일워터 52g, 올리브 유화 왁스 5g

첨가물: 히아루론산 5g, 병풀 추출물 10g, 보존제-나프리 2g(p.258 DIY 참고)

2) 두피 비듬 & 탈모

두피를 자극하는 마사지는 비듬과 탈모 예방에 매우 효과적인 방법이다. 모발과 두피 마사지를 통해 모근까지 충분한 혈액공급과 영양을 흡수시키고 모발 발육에 도움이 된다. 시더우드는 원형탈모에 효과가 있고, 로즈메리, 오렌지, 일랑일랑오일은 두피, 헤어케어에 유용한 효과가 입증된 인기 높은 오일이다.

(1) 향기 바르기: 두피 영양 쏙쏙, 머리숱은 솔솔

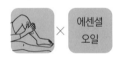

① 공병에 에센셜오일을 순서대로 넣고 캐리어오일을 부은 다음 충분히 섞는다.

② 머리 감기 전에 충분히 두피 사이에 바른 후 랩을 씌우거나 비닐을 쓰고 있다가 30분~1시간 후 머리를 감아 보자. 따뜻한 물로 한 번 헹궈내고 평소 하던 대로 샴푸하면 되고 오일감이 남아 있다고 느껴지면 샴푸를 한 번 더 해도 된다.

추천 오일: 건성- 시더우드 5dr, 로즈메리 5dr, 일랑일랑 4dr, 제라늄 4dr, 캐

럿 시드오일 30g

지성– 시더우드 5dr, 로즈메리 5dr, 레몬 4dr, 오렌지 4dr, 호호바오일 30g

두피 케어에 유용한 캐리어오일– 호호바오일, 캐럿 시드오일, 동백오일

3) 무좀, 습진

백선균, 칸디다균에 잘 듣는 스테로이드 성분의 연고는 바를 당시엔 아주 효과적이지만 오래 쓰다 보면 오히려 더 강한 처방이 아니면 잘 듣지 않게 되는 악순환이 반복된다. 조금 시간이 걸리더라도 천연 에센셜오일을 이용해서 자연스럽게 몸 건강을 회복하는 것도 좋은 방법이다.

(1) 향기 바르기: 항박테리아, 항염, 항균

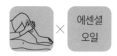

갈릭오일 3dr, 미르 3dr, 상처 치료에 좋은 카렌듈라 또는 아르니카, 세인트존스워트 캐리어오일에 섞은 다음 화장 솜에 적셔 발가락 사이에 끼우거나 티트리 2dr, 라벤더 2dr 원액을 무좀이 있는 발가락 사이에 발라준다. 국소부위 티트리, 라벤더 오일은 원액도 무방하다.

추천 오일: 갈릭오일 3dr, 몰약 3dr / 카렌듈라 캐리어오일 10g

(2) 향기 마사지: 니아울리와 오레가노로 강력한 무좀 치료

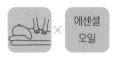

오레가노오일은 매우 강하기에 조심해서 사용하도록 한다.

추천 오일: 니아울리 7dr, 오레가노 1dr, 몰약 5dr, 유향 5dr, 카렌듈라 캐리어

오일 30g / 무좀에는 원액도 무방

습진과 피부염

아로마테라피 인사이트카드 심리상담을 받게 된 내담자 42세 여성 S씨는 피부염증, 만성습진을 오래 앓았으며, 온몸에 붉은 습진이 마를 날이 없어 피부과에서 약 처방을 받아 몇 달째 복용했다고 한다. 여성에게 있어 피부 문제는 심각한 스트레스로 연결될 수밖에 없다. 날이 갈수록 스트레스는 심해졌고, 남편과의 트러블로 인해 이혼을 생각하고 있고, 육아 스트레스까지 겹쳐 심리적으로 고통스러운 생활을 하고 있었다.

　아로마 처방: 아로마오일 바르기와 마사지 / 수시로 향기 족욕과 목욕 / 향기 호흡

　블랜딩오일: 아로마 에센셜오일 40dr(2%) / 캐리어오일 100g / 니아울리 10dr, 저먼 캐모마일 10dr, 제라늄 10dr, 헬리크리섬 10dr / 달맞이꽃 종자유 60g, 카렌듈라오일 40g

- 향기 마사지: 블랜딩 오일로 발바닥부터 전신 모두 오일을 바르고 부드럽게 마사지함. 주 1회~2회 두피 마사지도 병행하도록 함.
- 향기 바르기: 습진 부위는 하루 2~3번 발라주도록 함. 목선, 손목도 세 번 바르도록 함.
- 향기 마시기: 티트리 1dr, 라벤더 1dr 하루 3번, 달맞이꽃 종자유 1T 하루 3번
- 향기 호흡: 건식 호흡(헬리크리섬, 네롤리 에센셜오일 1dr을 화장지에 떨어뜨려서 호흡함.) 램프 확산(라벤더 3dr, 저먼 캐모마일 2dr, 네롤리 2dr, 제라늄 2dr)
- 향기 족욕, 목욕: 라벤더 5dr, 저먼 캐모마일 5dr, 네롤리 5dr, 제라늄 5dr

결과 ➡ 목욕과 족욕, 향기 호흡과 아로마오일 바르기, 특히 발 마사지는 시간을 내서 꼭 하도록 했다. 1주일에 마사지는 자주 못하더라도 오일 바르기는 날마다 했고, 두피에 오일 바르기를 두 번 했다고 했으며, 피부 연고 바르는 것처럼 꼼꼼하게 블랜딩오일을 발랐다고 했다. 아로마오일과 캐리어오일도 하루에 3번씩 1달간 복용했다.

2주 후부터 가려움이 조금씩 가라앉아 한 달 후 피부 가려움은 많이 사라졌다고 했다. 두 달이 다 될 무렵 습진이 난 자리에는 얇은 딱지가 생기는 곳도 있고 피부 상처가 아물었다. 그녀는 피부염의 고통에서 벗어나고 있다며 웃는 얼굴이었다. 아로마를 생활화하고 싶다고 하면서 향기 호흡법, 아로마오일 바르기를 더 꾸준히 하겠다고 했다.

7. 여성 질환

인간의 몸과 마음은 호르몬 대사에 의해서 건강균형이 만들어지는 시스템이다. 여성은 호르몬의 변화에 따라 크게 생애 3주기로 나눌 수 있다. 생리를 시작하는 사춘기, 임신 출산기, 폐경기로 구분한다. 여성은 아기를 품고 키워야 하는 몸으로 특히 손발과 몸 전체를 따뜻하게 유지해야 한다.

생리전 증후군, 생리통, 에티켓 향수, 폐경기, 질염, 냉대하, 질 건조증, 방광염, 가임기 생리 진행, 폐경 등 대표적인 여성 질환에 도움이 되는 오일을 알아보자.

🌸 클라리 세이지Clary sage　　　　　학명: *Salvia sclarea*

클라리 세이지는 와인의 풍미, 맥주 호프의 풍미를 위해서도 사용되는 개성이 강한 향으로 주성분은 에스테르류-리나릴(60~80%), 모노테르펜 알코올-리나롤(10~25%), 세스키테르펜 탄화수소류인-게르마크렌D(10%), 디테르펜 알코올-스크라레올(5%) 등 아주 다양한 성분이다. 리나릴 성분이 80% 이상으로 자율신경계의 긴장 완화, 마음의 진정을 주는 효과를 준다. 담배의 풍미를 위해서도 스크라레올이 쓰이기도 하는데, 클라리 세이지의 앱솔루트 추출된 에센셜오일에는 스크라레올이 60% 이상 함유되어 있어 여성호르몬을 활성화한다.

진정, 우울, 불안, 생리전 증후군, 자율신경조절, 혈압 강하, 호르몬
조절, 항염, 항균, 항바이러스, 진통 등의 작용 효과가 있다.

🍀 로즈 Rose(Rose Otto. Rose Absolute)   학명: Rosa centifolia. Rosa damascena

로사 센티폴리아 Rosa centifolia 는 캐비지로즈로 '100개의'라는 뜻으
로 백 장의 잎을 묘사한다. 예전에는 수증기 증류로 뽑는 오일을 오
또라고 불렀으나 현재는 장미꽃 수증기 추출한 것을 '로즈오또'라
부른다. 반면 로즈앱솔루트는 용매추출법으로 얻어지는 오일로 로
즈오또보다 더 섬세하고 화려한 향, 진한 장미향의 느낌을 준다.
4~6천 킬로의 로즈 꽃잎만 따서 추출한 로즈오또 오일의 수득량이
1,000ml이기에 고가일 수밖에 없다. 로즈오또의 주성분은 모노테
르펜 알코올류인 시트로네롤(45~60%), 게라니올(10~20%), 네롤, 리나
롤 등 500여 가지 이상의 미량 성분으로 로즈오또와 로즈앱솔루트
의 주성분과 비율도 매우 다르고 향의 느낌 정도가 다르며 역할과
효과도 다르다. 로즈오또는 정신적인 부분을, 로즈앱솔루트는 신체
적인 부분에 더 많이 사용된다. 진정, 우울, 불안, 스트레스, 호르몬
균형, 자궁 강화, 최음제, 생리전 증후군, 생리통, 여성 질환, 피부미
용, 항염, 항균, 항바이러스, 심계항진 등에 유용하다.

🍀 니아울리 Niaouli   학명: Melaleuca quinquenervia

주성분이 옥사이드류인 1.8시네올(50~60%)이 함유되어 있어 거담
과 진해작용에 우수하다. 세스키테르펜 알코올류인 비리디플로롤

(5~10%)은 여성 호르몬과, 네롤리돌(5~10%)은 남성호르몬과 유사한 작용에 도움을 주기에 호르몬의 불균형을 초래하는 갱년기 여성과 남성의 필요에 따른 블랜딩은 도움이 된다. 상쾌한 느낌을 주는 니아울리는 우울, 진정, 자율신경조절, 호르몬 균형, 호흡기, 염증 증상 제거, 거담, 체액의 울혈·울체 제거, 항염, 항균, 항바이러스, 항진균, 피부 상처 회복에 효과적이다.

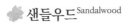 **샌들우드** Sandalwood   학명: *Santalum album*

백단 향으로 알려진 샌들우드는 나무 목재를 수증기 증류로 추출하며 종교의식, 명상에 주로 사용되었다. 주성분은 세스키테르펜 알코올류인 α-산타롤(45~60%), β-산타롤(15~30%) 등으로 상처나 염증에 탁월하며 림프액과 정맥의 흐름을 원활하게 한다. 방광염, 요통, 여성 질환, 냉증, 부종, 우울, 두통, 불면, 진정, 피부 수렴, 진해, 항균, 항염, 항바이러스 등에 유용하다. 샌들우드는 인유두종 바이러스에 효과가 있음이 논문 연구결과로 보고되었다.

1) 생리전 증후군, 생리통

(1) 향기 바르기(마사지): 클라리 세이지와 진저로 따뜻하게 온몸순환

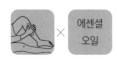

① 배꼽에 진저오일 원액 1dr을 떨어뜨리고 움직이지 않고 누워 피부 속으로 스며들게 하는 방법으로 사타구니에는 부드러운 블랜딩 오일을 바르자. 움직여야 할 때는 배꼽에 떨어뜨린 오일을 배 마사지로 발라주면 된다. 생리통 때마다 진통제를 먹는다면 끊을 수 있다.

② 배에 바른 다음 시계방향으로 둥글게 배 마사지를 해 준다. 허리, 옆구리, 아랫배, 사타구니 주변에 오일을 발라준다. 심할 때는 클라리 세이지 1dr, 로즈 1dr을 꿀에 타서 마시는 방법도 매우 효과적이다. 마음을 진정시키고 감정을 보듬어주는 로즈와 일랑일랑으로 편안하게 호흡해 보자.(로즈오또 1dr)

블랜딩오일: 진저 4dr, 클라리 세이지 6dr, 제라늄 8dr, 호호바오일 30g(3%)

(2) 향기 바르기: 1차크라오일로 따뜻하게 어혈 풀기

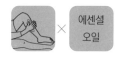

생리 시작하기 전 일주일 전부터 마사지오일을 만들어서 팬티 가장자리 Y존 라인과 배꼽 주변과 아랫배 부분에 오일을 바르고 마사지하면 아주 효과적이다. 생리통에 효과 있는 클라리 세이지, 진저 오일을 팬티라이너에 한 방울을 떨어뜨리고, 사타구니 Y존에 블랜딩한 오일을 발라줌으로 인해 독소를 배출하고 림프의 순환으로 통증을 경감시키고 불규칙한 몸의 대사에 효과를 볼 수 있다.

추천 오일: 클라리 세이지 7dr, 안젤리카루트 5dr, 진저 5dr / 천일염 20g

로먼 캐모마일, 제라늄 오일, 라벤더, 로즈, 재스민 등도 가능하다.

2) 에티켓 향수

생리 전후 또는 생리가 시작되면 여성은 각각 특유의 체취를 풍긴다. 본인 이외 주변 가까이에 있는 사람들이 그 체취를 느낄 수도 있다. 에센셜오일로 몸의 균형을 돕고 기분을 전환할 수 있는 향수로 활용해 보자.(p.292 참고)

숲속 향: 주니퍼 12dr, 티트리 8dr, 사이프러스 19dr, 베티버 1dr, 식물성 에탄올 10g

시트러스 향: 그레이프프루트 10dr, 오렌지 10dr, 만다린 10dr, 베르가모트 10dr, 식물성 에탄올 10g

3) 폐경기

행복하고 건강한 갱년기를 맞으려면 여성은 30~40대에 충분한 자기 관리로 몸의 균형을 만드는 것이 최상의 방법이다. 건강관리가 잘 되어 몸의 순환과 마음의 균형이 어우러질 경우 50대 후반까지 생리가 유지되기도 하며, 갱년기가 언제 찾아왔는지도 모르게 지나가기 때문이다. 일반적으로 스트레스와 기타 원인으로 인해 45세에 시작하여 50대 초반에, 드물게 이른 40세에 폐경이 올 수도 있다. 여성호르몬의 에스트로겐과 프로게스테론의 균형이 깨지면서 폐경 이후의 몸은 많은 변화를 겪게 된다. 여성호르몬을 지원하는 클라리 세이지, 제라늄, 로즈, 재스민, 펜넬, 니아울리 등의 에센셜오일을 권한다. 샴푸나 보디클렌저, 로션, 헤어오일 등에 섞어서 사용하면 효과적이다.

(1) 향기 바르기: 고귀한 향, 평온한 여유로움의 균형 만들기

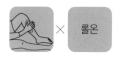

블랜딩오일: 네롤리 3dr, 제라늄 4dr, 패티그레인 3dr, 클라리 세이지 5dr, 라벤더 3dr, 스위트 아몬드오일 10g(p.291 참고)

(2) 향기 마사지: 호르몬을 지원하는 균형 있는 마사지

블랜딩오일: 클라리 세이지 5dr, 제라늄 4dr, 라벤더 4dr, 로먼 캐모마일 5dr, 호호바오일 30g

(3) 향기 목욕: 클레오파트라 입욕 오일

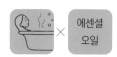

향기 목욕을 하기 전에 차 한잔으로 몸을 가볍게 만든 후, 몸을 담그면 더욱 빠른 순환을 이끈다.

추천 오일: 라벤더 6dr, 클라리 세이지 5dr, 제라늄 6dr, 로즈 3dr / 천연소금 50g

(4) 향기 족욕: 몸을 따뜻하게 만드는 최상의 진저오일 간단 족욕

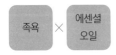

들통에 따뜻한 물이 다리가 잠길 정도 붓고 천일염과 에센셜오일을 떨어뜨린 다음 충분히 섞는다.

블랜딩오일: 진저 5dr, 베르가모트 5dr, 오렌지 5dr

(5) 향기 호흡: 호르몬 지원, 시트러스오일 향으로 기분전환

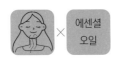

① 도자기 램프에 따끈한 물을 3분의 2정도 붓고 에센셜오일 5~10dr 떨어뜨린다.

② 베르가모트, 네롤리, 만다린, 오렌지, 로즈, 재스민, 일랑일랑, 라벤더, 로먼 캐모마일, 진저, 블랙 페퍼, 펜넬, 로즈우드, 제라늄, 클라리 세이지 등의 오일 중 컨디션에 따라 2~3가지 오일을 선택해서 블랜딩하면 좋다.

4) 질염, 냉대하

질염은 칸디다균, 가드넬라균의 증식으로 가려움을 동반할 수 있는 염증 질환이다. 질염이 심해지면 악취를 동반하기도 하며, 이는

건강하지 못한 성생활로 애정 문제의 불화로 이어질 수도 있다. 질염이 심할 경우 병원 치료를 꼭 받아야 하며, 면역을 올리고, 체온을 올릴 수 있도록 하는 것, 질염에 도움이 되는 오일을 활용하는 방법이 있다. 샌들우드오일은 인유두종 바이러스, 칸디다균에 효과가 입증된 오일이며, 티트리는 항균에 대표적인 오일이다. 프랑킨센스는 점막 부위 염증에 탁월하며 난소암에 효과가 있음이 연구논문으로 알려져 있고, 니아울리는 질염에 매우 효과적인 오일이다.

(1) 향기 좌욕: 가려움을 동반한 염증에 강력 효과

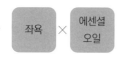

질 점막이 약하므로 충분히 오일과 물을 섞은 후 좌욕하도록 한다. 향기도 은은하고 기분이 좋아지며 몸도 개운해질 것이다. 질염은 냄새가 동반되는 하얀 분비물과 가려움이 있다. 염증과 가려움이 동시에 해결된다.

추천 오일: 페퍼민트 3dr, 티트리 2dr, 샌들우드 3dr, 니아울리 5dr/ 페퍼민트 3dr, 니아울리 5dr, 샌들우드 5dr / 천일염 20g

(2) 향기 바르기: 강한 항균, 항염 오일로 치유

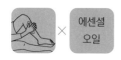

질 주변, 아랫배, 사타구니 주변에 오일을 발라 마사지해 준다.

추천 오일: 티트리 5dr, 프랑킨센스 4dr, 샌들우드 4dr, 니아울리 5dr, 달맞이

꽃 종자유 30g

(3) 향기 탐폰(탐폰 삽입): 한 방울로 빠른 염증 치료

① 탐폰에 각각 1dr씩 총 2dr을 떨어뜨리거나, 1dr을 떨어뜨려 삽

입하는 방법이다. 3시간에 한 번씩 교체한다. 이 방법은 염증이 낫지

않고 가려울 때 사용하면 아주 빠르게 1~2일이면 낫는 방법이다.

② 가려움이 심할 때는 페퍼민트 1dr, 라벤더 2dr, 티트리 2dr에

좌욕하는 것도 좋은 방법이다.

추천 오일: 티트리 1dr, 샌들우드 1dr / 라벤더 1dr, 티트리 1dr / 티트리 1dr,

프랑킨센스 1dr / 니아울리 1dr, 티트리 1dr

(4) 향기 마시기(차 마시기): 염증 해소, 꿀 넣은 오일 마시기

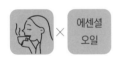

항진균, 살균 소독에 탁월한 효능이 있는 니아울리오일 2dr과 샌

들우드오일 2dr을 꿀에 섞어 미지근한 물에 타서 마신다. 심할 때는

무조건 병원 치료를 받아야 한다.

추천 차 만들기: 꿀 1T, 니아울리 2dr, 샌들우드 2dr

5) 질 건조증

여성은 나이가 들수록 여성호르몬의 균형이 깨지면서 질 벽이 아주 얇아지고 질 건조증도 따라온다. 따라서 성생활 시 통증이 동반되기도 하고 염증이 발생하기도 한다. 에센셜오일의 향기 좌욕은 예방 차원에서 질 건조 예방, 염증 예방, 기분전환까지 일석삼조로 매우 효과적인 방법이다. 로즈, 샌들우드, 니아울리, 베르가모트, 제라늄, 라벤더 등의 오일이 질 건조증에 매우 유용하다.

(1) 향기 좌욕: 매력적인 로즈와 보습 팔마로사 향기 좌욕

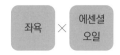

로즈와 팔마로사의 우아한 향기 호흡과 보습도 지원한다.

활용 재료: 로즈 2dr, 샌들우드 5dr, 팔마로사 5dr / 제라늄 5dr, 니아울리 5dr, 샌들우드 3dr / 천일염 20g

(2) 향기 바르기(질 향기 호흡): 질 타이트닝 & 여성호르몬 지원 오일

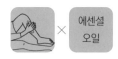

① 스포이드 뚜껑으로 소독된 공병에 캐리어오일과 에센셜오일을 떨어뜨린 후 충분히 섞는다.

② 스포이드 한 방울을 질 주변에 바른다. 라벤더와 티트리는 원액

을 사용해도 무방한 에센셜오일로 질 건조와 염증이 있을 때, 질 타이트닝 효과와 여성호르몬에 유용한 로즈오일과 클라리 세이지는 비교적 농도가 높은 블랜딩 사용 시 효과가 크다. 때에 따라 국소부위에 진한 농도로 블랜딩하여 사용할 수 있다.(1dr만 사용)

추천 오일: 로즈오또 5dr, 제라늄 4dr, 티트리 3dr, 라벤더 3dr, 클라리 세이지 5dr, 호호바오일 5g

③ 앉은 자세로 깨끗하게 씻은 검지에 한 방울 떨어뜨려 질 안쪽까지 발라주거나 누운 자세로 무릎을 세운 상태에 1~2dr 떨어뜨려서 질의 향기 호흡을 돕는다. 탐폰에 2~3dr 떨어뜨려 삽입해서 쓰거나 사랑을 나눌 때 쓰거나 다양한 방법으로 효과를 볼 수 있다.

10~20대 영스오일: 만다린 5dr, 제라늄 4dr, 티트리 3dr, 라벤더 3dr, 클라리 세이지 5dr, 호호바오일 5g

30대 미씨오일: 일랑일랑 5dr, 제라늄 4dr, 티트리 3dr, 라벤더 3dr, 클라리 세이지 5dr, 호호바오일 5g

40대 이후 퀸즈오일: 로즈오또 5dr, 제라늄 4dr, 티트리 3dr, 라벤더 3dr, 클라리 세이지 5dr, 호호바오일 5g

6) 방광염

여성은 생리 구조상 외부로부터의 감염에 취약하기에 방광염이 걸리기 쉽다. 또 과로와 스트레스, 항생제 과다사용 등으로 인해서 면역이 급격히 떨어지면 여성은 질염이나 방광염이 생길 수 있다. 방광염은 참을 수 없는 고통이 따르는 질병으로 무조건 병원 치료를 받아야 한다. 참고로 염증이 오래가므로 빠른 회복을 위하여 면역을 높이는 방법으로 방광염 크림을 사용한다. 우선 몸을 따뜻하게 하며 따뜻한 물을 자주 마시면서 하루 3~4번 정성 들여 아랫배 주변과 허리와 등, 골반 주변을 꼼꼼하게 바르면 큰 효과가 있다. 방광염은 면역이 복구되지 않은 이상 재발할 수 있으므로 면역에 도움이 되는 샌들우드, 베르가모트, 니아울리, 프랑킨센스 등의 항염, 항균 오일을 활용해 보자.

(1) 향기 바르기(팬티라이너): 초간단 염증 치유방법

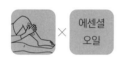

샌들우드, 베르가모트, 티트리오일을 샤워 후 팬티라이너에 1~2dr 떨어뜨려 사용해보자. 샌들우드오일은 인유두종 바이러스에, 베르가모트오일은 방광염 치료에 유용한 오일이다. 아랫배 주위, 골반 주위로 방광염 크림 바르기도 효과적인 방법이다.

(2) 향기 좌욕: 피로 풀고 통증 잡기

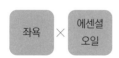

① 대야에 따끈한 38도 정도의 온수에 천일염을 풀고 에센셜오일

을 떨어뜨린 후 엉덩이 좌욕을 해보자. 깨끗이 씻은 후 엉덩이를 담근 후 10~15분 정도 충분히 좌욕하자.

② 따뜻한 향기 좌욕은 피로를 풀고 통증도 예방할 수 있다. 좋아하는 음악을 들으며 조용히 명상하는 것도 하나의 방법이다. 한결 기분이 좋아진다.

추천 오일: 베르가모트 5dr, 티트리 5dr, 샌들우드 5dr, 천연소금 20g

(3) 향기 바르기(방광염 크림): 세인트존스워트로 심한 통증 완화

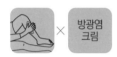

좌욕 후 방광염 크림을 아랫배 주변으로 꼼꼼히 발라주자. 방광염 크림(p.279~281 DIY 참고) 재료는 다음과 같다.

에센셜오일: 니아울리 10dr, 베르가모트 10dr, 샌들우드 10dr

캐리어오일: 세인트존스워트오일 6g, 아르니카오일 6g

기타 재료: 티트리워터 26g, 올리브 유화 왁스 3g

첨가물: 히아루론산 3g, 병풀 추출물 4g, 보존제-나프리 1g

4. 향기 마시기(차 마시기): 따끈한 향기 차 하루 3번 마시기

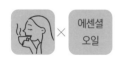

① 꿀1T에 샌들우드오일 1dr, 니아울리 2dr을 섞은 다음 따뜻한 물을 타서 마신다.

② 방광염 외에 칸디다 염증이나 질염, 냉대하에도 샌들우드, 니아울리오일은 큰 도움이 된다.

생리통, 생리전 증후군, 손발 냉증 완화

아로마테라피 심리상담을 받으러 온 30세 직장여성 Y씨는 생리가 시작되면 조퇴를 하거나 일을 할 수가 없다고 토로했다. 두통, 소화 불량까지 동반되어 진통제 복용이 갈수록 늘어난다고 했다. 손발이 차고 평소에 불면증, 목과 어깨 통증을 호소했다.

아로마 처방: 날마다 발바닥, 종아리, 다리, 배, 목선, 어깨 마사지 / 수시로 향기 족욕과 목욕 / 향기 호흡

블랜딩오일: 아로마 에센셜오일 60dr(3%) / 캐리어오일 100g / 클라리 세이지 20dr, 라벤더 10dr, 사이프러스 10dr, 안젤리카루트 10dr, 니아울리 10dr / 카렌듈라 인퓨즈드오일 50g, 달맞이꽃 종자유 50g

- 향기 마사지: 블랜딩오일로 발바닥 마사지, 종아리부터 천천히 허벅지까지, 손바닥부터 팔, 겨드랑이까지, 목선 옆 쇄골 아래까지, 배는 시계방향으로 마사지한다.
- 향기 온찜질: 뜨거운 물에 에센셜오일을 차례대로 넣어주고 아랫배 온찜질을 한다. 비닐봉지 또는 랩을 덮고 마른 수건을 위에 올려 온기를 유지하고 3~4번 반복한다.(추천 오일: 클라리 세이지 5dr. 사이프러스 5dr, 진저 5dr, 라벤더 5dr)

- 향기 호흡: 건식 호흡(클라리 세이지 에센셜오일 1dr 화장지에 떨어뜨려서 호흡)
- 향기 바르기: 림프 주위를 아주 천천히 발라줌. 생리 전 1주부터 팬티라이너에 클라리 세이지 에센셜오일 원액을 1dr 떨어뜨림. 서혜부 라인에 마사지오일 바름.
- 향기 족욕: 클라리 세이지 5dr, 로즈 2dr, 라벤더 5dr
- 향기 목욕: 클라리 세이지 5dr, 제라늄 5dr, 페티그레인 5dr, 안젤리카루트 5dr

결과 ➡ 생리 시작 1주일 전부터는 더욱더 시간을 내 향기 목욕과 족욕을 하고 향기 호흡과 향기 마사지, 향기 바르기를 자주 했다. 특히 족욕과 발 마사지는 꼭 하도록 노력하여 날마다 시간을 내서라도 림프선을 따라 블랜딩오일을 바르고, 마사지를 둥글게 부드럽게 했다고 한다. 평소에는 생리가 시작되기 전부터 전조증상이 있을 때 진통제를 복용했는데 향기 치료하면서부터 생리 시작 전에는 약을 바로 먹지 않았다고 했다.

생리 1주일 전부터 진저오일을 배꼽에 1dr을 떨어뜨리고, 클라리 세이지오일을 아랫배에 1dr, 팬티라이너에 1dr을 떨어뜨리는 것이 아주 좋았다고 했다. 혹시 그것 때문에 통증이 많이 줄어든 게 아닌가 하고 말했다. 그녀는 몸 상태를 지켜보면서 진통제 3알에서 2알로, 그리고 1알로 줄이기까지 6개월이 걸렸다고 한다.

어느새 아랫배가 따뜻해졌고, 손과 발도 차츰 따뜻해지는 느낌이 들어 '어쩌면 곧 약을 먹지 않아도 되겠구나.'라는 생각을 했다고 한다. 따뜻하게 몸을 담그는 목욕과 족욕, 온찜질까지 꾸준히 한 결과 이제는 거짓말같이 진통제를 안 먹어도 가뿐하다고 한다.

8. 안티에이징 & 다이어트, 디톡스, 두피

다이어트와 피부는 디톡스가 핵심이다. 피부에 관련된 문제는 독소 배출, 몸의 뿌리인 장의 관리가 중요하다. 얼굴의 주름을 개선하기 위해 엘라스틴층과 콜라겐에 영양을 주며, 두피 마사지를 통해 건강한 두피를 만듦으로써 안면 주름이 없어지고 처진 피부가 당겨지도록 하는 것이다.

안티에이징 & 화이트닝, 디톡스 & 다이어트, 스킨케어 & 피부미용, 두피, 모발에 도움이 되는 오일을 살펴보자.

팔마로사 Palmarosa
학명: *Cymbopogon martinii*

벼과의 식물로 풀이면서 장미향이 난다고 팔마로사라는 이름이 붙여졌다. 주성분은 모노테르펜 알코올류인 게라니올(70~80%), 리나롤(2~5%), 에스테르류인 초산게라닐(5~10%)로 특히 게라니올의 성분은 우울 감소 효과가 뛰어나고 피부 수렴작용, 피부 탄성 회복에 매우 효과적이다. 팔마로사에는 초산게라닐, 네롤, 게라니올 등 로즈오일에 들어 있는 성분과 같은 성분이 있다. 피부 수렴기능이 탁월하여 화장품에 매우 인기 있는 오일이다. 진정, 항불안, 자궁 수축작용, 피부 수렴, 피부 탄력 회복, 해열, 항균, 항진균, 면역기능 강화 등의 작용이 있다.

프랑킨센스 Frankincence

프랑킨센스는 '진짜frank'와 '향기incense'의 합성어로 에센셜오일의 왕, '킹'이라고 말할 수 있다. 아기 예수 탄생을 축하하기 위해 동방박사의 선물 3가지 중 하나가 프랑킨센스, 즉 '유향'이다. 수피의 상처에서 나오는 나무 진액으로 미르 오일처럼 상처치유와 명상, 호흡에 탁월한 효과가 있다. 주성분은 모노테르펜의 α-피넨(25~35%), 리모넨(10~20%) 외 세스키테르펜의 β-카리오필렌(10%) 등 미량 성분이 매우 다양하다. 진정, 우울, 염증, 상처치유, 피부세포 활성, 면역강화, 항염, 항균, 항바이러스, 항진균, 피부미용, 항암 등에도 탁월함이 있다. 프랑킨센스는 명상, 여성의 자궁 강장, 난소암에 효과가 있다고 연구논문으로 보고되었다.

시더우드 Cedarwood

시더우드는 40미터 이상 자라는 나무로 성경에 언급된 레바논 삼나무와 비슷한 종이다. 시더우드의 주성분은 세스키테르펜류인 베타 히마칼렌(40~50%), 알코올류인 세드롤(5%), 케톤류인 아틀란톤(5~10%) 등은 림프순환, 신장과 방광의 강화, 만성기관지염과 만성기침의 염증 증상에 탁월한 효능을 가졌다. 항염, 항균, 항바이러스, 진정, 불안, 우울, 신경 강화, 두피와 모발촉진에 유용하다. 특히 시더우드는 원형탈모 증상에 효과가 있음이 연구논문으로 발표되었다.

1) 안티에이징 & 화이트닝

피부 보습과 미백이 안티에이징, 화이트닝의 핵심이다. 피부 탄력과 주름 개선에 활력을 주고 색소침착을 예방하며 보습에 으뜸인 팔마로사 에센셜오일과 로즈오또, 로즈우드, 네롤리오일은 피부미용에 효과적인 오일이다. 이집트의 여왕 클레오파트라는 장미 꽃잎을 띄운 장미오일 목욕을 즐겨했고, 재스민오일과 장미 에센셜오일은 그녀의 사랑의 메신저 역할로도 유명하다.

(1) 향기 목욕: 향기 여왕 로즈 입욕제

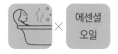

활용 재료: 로즈 5dr, 제라늄 6dr, 팔마로사 7dr / 천일염 50g

(2) 향기 스팀: 뷰티에 도움 되는 아름다운 향

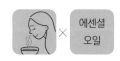

세숫대야에 따끈한 물을 받아 2~5가지 추천 오일을 그대로 사용해도 되고, 자신이 좋아하는 향을 선택해도 된다. 오일의 양은 6~10dr에 맞추면 되는데, 각자의 취향에 따라서 즐기면 된다. 눈을 감고 큰 타올을 덮어 늘어뜨려 수증기를 쐰다.

활용 재료: 로즈우드 2dr, 팔마로사 2dr, 제라늄 2dr, 프랑킨센스 3dr / 꿀 3T

(3) 향기 바르기: 여성들의 로망 뽀얀 피부 만들기

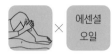

블랜딩오일: 로즈 3dr, 만다린 3dr, 로즈우드 3dr, 카렌듈라오일 15g, 아르간 오일 15g(1.5%)

(4) 향기 스프레이: 향기로운 미스트 수시로 뿌리기

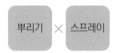

소독한 스프레이 공병에 솔루빌라이저와 에센셜오일, 식물성 에탄올을 섞어준 다음 로즈워터를 넣는다. 네롤리의 매력적인 향기 미스트를 수시로 뿌려서 수분을 충전한다.

활용 재료: 로즈우드 12dr, 네롤리 6dr(3%), 솔루빌라이저 1g, 식물성 에탄올 10g, 로즈워터 20g

(5) 향기 바르기(롤온 향수): 향기 솔솔 롤온으로 안티에이징

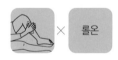

추천 오일: 프랑킨센스 5dr, 로즈 5dr, 팔마로사 5dr, 로즈우드 5dr, 스위트 아몬드 10g / 퍼퓸 10~20%

2) 디톡스, 다이어트

호호바오일은 지방을 녹이고 조직을 강화하는 성질이 있어 체지방을 줄여야 하거나 다이어트를 할 때 효과적인 오일이다. 요오드와 단백질 성분을 함유하고 있어 온도가 내려가면 하얗게 굳는 성질을 가지나 따뜻한 실내에서 이내 녹는다. 독소는 지방이 쌓이는 것으로 지방의 사이즈를 줄이는 것이 다이어트이며 디톡스이다. 독소를 빼 주고 림프순환을 돕고 몸을 따뜻하게 해 주며, 이뇨작용, 간 기능을 강화하는 오일인 주니퍼, 파인, 사이프러스, 진저, 그레이프프루트, 레몬, 오렌지, 베르가모트 에센셜오일, 호호바, 캐럿 시드, 피마자 캐리어오일 등으로 디톡스 오일을 만들면 유용하다.

(1) 향기 바르기: 바르는 다이어트

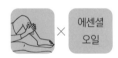

① 원하는 몸의 부위 또는 온몸에 발라준다. 마사지하듯이 꼼꼼히 정성 들여 바른다.

② 피부 상태에 따라 메가 요법을 사용하기도 한다. 샤워 후 온몸을 바르고 마사지하면 좋은데 특히 림프 주변 목선 옆에서 쇄골 부위와 액와, 서혜부, 배꼽 주위, 종아리 등에 정성껏 바르고 마사지해 보자. 이 방법은 한 달 정도 꾸준히 했을 때 꽤 효과가 있다. 주니퍼 에센셜오일 하나로도 크게 효과를 볼 수가 있다. 단 신장이 약

하다면 신장에 무리가 올 수 있어 오일양을 줄여 활용한다. 말린 당근 뿌리를 인퓨즈드한 캐럿오일과 당근 씨를 압착한 캐럿 시드오일은 특히 간 기능 강화와 디톡스에 매우 적합하며 오일을 사용할 때 10~20%가량 섞어서 사용하면 효과적이다.

추천 오일: 주니퍼 4dr, 파인 5dr, 사이프러스 5dr, 레몬 4dr / 호호바오일 24g, 캐럿 시드오일 6g

(2) 향기 마사지: 체내 림프순환, 건강하게 살 빠지는 시간

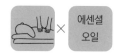

원하는 신체 부위, 또는 손, 발, 다리에 블랜딩오일을 바르고 천천히 마사지한다. 주니퍼, 사이프러스, 펜넬오일은 천연 이뇨제로 부종을 완화하며 체내 필요 없는 수분을 밖으로 빼주도록 돕는다.

추천 오일: 주니퍼 6dr, 사이프러스 6dr, 펜넬 6dr, 호호바오일 20g, 아르니카오일 10g

(3) 향기 마시기: 오일 한 방울로 디톡스 OK

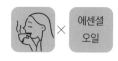

① 레몬오일 1dr, 그레이프프루트오일 1dr, 주니퍼오일 1dr을 꿀 2T(30g)과 섞은 다음 따뜻한 물을 부어 마신다. 꿀은 맛도 맛이지만, 오일과 물을 섞어주는 유화제 역할을 한다.

② 레몬수 마시기: 레몬오일 6dr, 페퍼민트 2dr을 2리터 생수병에 오일을 떨어뜨리고 충분히 흔들어서 마셔보자. 2리터 병에 페퍼민트 2dr은 청량감과 레몬의 신선함과 어우러져 맛이 꽤 좋다. 레몬오일 15g에는 레몬 50~70개 분량을 압착하여 추출한 것이므로 레몬 5~6dr은 레몬 1개 이상의 분량을 마신 것과 같다. 위염이나 위가 약한 사람들은 양을 줄여서 마시도록 한다. 페퍼민트만 넣어도 좋다.

(4) 향기 목욕: 목욕으로 피로는 풀고 기분은 올리고

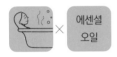

천일염은 체내 부종과 노폐물 배출 역할을 한다.

블랜딩오일: 프랑킨센스 5dr, 사이프러스 5dr, 주니퍼 5dr, 베르가모트 5dr / 천일염 50~100g

3) 스킨케어 & 피부미용

피부는 보습과 미백이 생명이다. 피부미용에 가장 좋은 방법은 세안 또는 목욕 후 얼굴과 온몸에 블랜딩한 오일을 바르는 것인데 잠자기 전에 꼼꼼히 바르는 것이 포인트이다. 고급 에스테틱에 가지 않고도 최고급 오일을 블랜딩해서 스킨케어, 보디케어를 할 수 있다. 항산화, 항염, 항균이 뛰어난 피부재생, 수렴, 화이트닝 오일은

기미 하나 없는 얼굴과 온몸에 충분한 휴식을 선물한다. 아기들의 피부는 빠른 속도로 재생이 되지만, 나이가 들어가면서 피부세포 재생 속도가 느려진다. 시간이 흐를수록 수분이 줄어들어 노화가 진행되므로 아로마테라피 스킨케어, 보디케어, 두피 헤어케어로 건강을 유지하도록 하자. 보습 기능, 피지 분비조절, 혈액순환 촉진 등 항균, 항염에 좋은 오일을 선택해 보자.

화장을 지울 때 호호바오일을 활용해 클렌징해 보자. 호호바오일을 화장 솜에 적셔 부드럽게 닦아도 화장이 잘 지워진다. 천연 보호제 오일로(머리카락과 눈썹에도) 영양을 주므로 눈 화장 지울 때 호호바오일이 효과적이다.

(1) 향기 마사지(페이셜): 보습과 항염증 기능 마사지오일

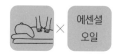

염증을 잡아주는 블랜딩 오일을 세안 후 발라주어 항염, 항균에 효과적이며 여드름에 탁월하다.

추천 오일: 라벤더 2dr. 제라늄 2dr, 팔마로사 2dr, 호호바오일 30g(1%)

4) 기미

로즈힙오일은 피부재생 능력이 탁월하며, 호호바오일은 독소 배출

효과와 피부재생 기능이 우수한 캐리어오일이다. 라벤더와 샌들우드는 건조한 피부에 보습을 주고, 니아울리와 티트리는 항균에 탁월해 세균감염을 막아주는 효과적인 에센셜오일이다.

(1) 향기 마사지(페이셜)**: 혈액순환과 피부재생, 수렴 효과**

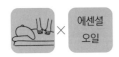

세안 후 피부 결에 따라 부드럽게 마사지하면서 바른다.

추천 오일: 라벤더 3dr, 로즈 2dr, 샌들우드 2dr, 티트리 2dr / 로즈힙 10g, 호호바 20g(1.5%)

5) 건성 피부

건성 피부는 보습이 가장 중요하다. 피지 분비 균형과 보습에 탁월한 오일을 블랜딩하도록 하자. 유분이 부족하여 건조한 피부이거나 주변 상황에 의해서 생기는 건조함, 더운 날 땀을 너무 많이 흘리거나 갱년기 호르몬의 변화, 영양 불균형, 난방, 냉방 등에 의해 생길 수도 있다. 순서는 똑같이 클렌징 후 플로럴워터로 닦아낸 후 블랜딩한 오일로 마사지한 뒤 화장지로 눌러 유분감을 제거하자. 건조함이 심한 경우 밤이 아니라 낮에 마사지하는 것도 괜찮다. 마사지가 끝나면 유분을 제거한 후 여성이라면 화장을 해도 좋다. 건조한 피부는 날마다 건성 피부에 맞춘 블랜딩오일로 케어한다.

피지 분비가 적은 건성 피부에 캐리어오일을 선택할 경우, 아보카도오일이나 마카다미아오일처럼 점성이 강한 오일과 가벼운 스위트아몬드오일, 호호바오일을 블랜딩해서 사용하는 것도 좋다. 악건성일 경우에는 유분이 많은 아보카도오일, 마카다미아오일 순으로 선택한다. 일반 건성 피부는 아보카도 10%, 마카다미아 20%에 스위트아몬드나 호호바를 섞어 캐리어오일로 블랜딩하여 사용하는 것도 추천한다.

초간단 스킨: 제라늄 1dr, 팔마로사 2dr, 로즈우드 2dr, 글리세린 3g, 꿀 3g, 무수에탄올 3g, 로즈워터 41g

페이스오일(마사지): 팔라로사 3dr, 프랑킨센스 3dr, 윗점 10g, 호호바 20g

딥클렌징 팩: 라벤더 1dr, 제라늄 1dr, 팔마로사 1dr, 진주가루 20g, 꿀 20g, 정제수 약간 농도만큼

6) 지성 피부

지성 피부는 유수분 밸런스를 잡고 유분기의 번들거림을 잡는 것이 핵심이다. 번들거리는 피부라고 스킨도 거의 바르지 않는 경우가 있는데, 그럴수록 꼼꼼히 유수분 밸런스를 잡아주지 않으면 피지 분비가 더욱 심해진다.

사춘기에는 호르몬의 변화로 피지 분비량이 많아져 얼굴, 목, 등에

뾰루지 또는 여드름이 끊임없이 생긴다. 약은 일시적일 뿐이고 스테로이드 연고는 내성이 생기기에 더욱 악화시킬 수도 있다. 특히 손으로 여드름을 짜서는 안 된다. 피지선을 자극하고 손톱을 통해서 세균증식만 될 뿐이다.

먼저 깨끗이 클렌징하는 것이 제일 중요하다. 플로럴워터를 화장솜에 적셔서 다시 한 번 닦아 낸 후 블랜딩오일을 바른다. 조금 지나면 화장지로 기름기만 살짝 제거한다 생각하고 눌러서 유분감을 제거하자. 시간이 지나면서 얼굴이 좋아지는 것을 느끼려면 꾸준한 관리가 가장 중요하다. 베이스오일은 유분감이 적은 가벼운 포도씨유, 호호바 캐리어오일을 추천한다.

초간단 지성용 스킨: 제라늄 2dr, 사이프러스 2dr, 로즈메리 1dr, 식물성 에탄올 5g, 네롤리워터 45g

페이스오일(마사지): 제라늄 3dr, 라벤더 3dr, 사이프러스 3dr, 호호바오일 또는 포도씨오일 30g

딥클렌징 팩: 라벤더 1dr, 제라늄 1dr, 레몬 2dr, 고령토 20g, 꿀 30g, 정제수 약간 농도만큼

7) 여드름 피부

피지 분비가 왕성한 사춘기 시기 또는 지성 피부인 경우 여드름 피부일 경우가 많다. 피부 수렴과 여드름 관리를 할 수 있는 항염증, 항

균에 좋은 오일을 선택하자.

초간단 스킨: 제라늄 2dr, 사이프러스 2dr, 라벤더 2dr, 무수에탄올 5g, 로즈메리워터 45g

페이스오일(마사지): 제라늄 4dr, 티트리 5dr, 라벤더 5dr, 호호바오일 30g

딥클렌징 팩: 티트리 2dr, 라벤더 2dr, 로즈우드 2dr, 꿀 30g, 고령토 30g, 정제수 약간 농도만큼

8) 민감성 피부

민감성 피부는 오일 선택을 신중하게 하여야 한다. 아로마 에센셜 오일을 처음 접할 땐 플로럴워터부터 친해지는 것이 좋다. 민감성 피부에는 무수에탄올을 사용하지 않아야 하고, 만든 화장수 제품을 세차게 흔들어서 사용해야 한다. 플로럴워터 향기의 정도는 무난하지만 정제수를 사용하는 것도 방법이다. 면역기능을 강화하는 항알러지, 항염에 좋은 호르몬 역할까지 간접적으로 하는 효과를 원한다면 달맞이꽃 종자유를 캐리어오일로 추천한다.

초간단 스킨: 저먼 캐모마일 1dr, 로먼 캐모마일 2dr, 라벤더 2dr, 캐모마일워터 50g(0.5%)

페이스오일(마사지): 로먼 캐모마일 1dr, 저먼 캐모마일 1dr, 라벤더 1dr, 달맞이꽃 종자유 30g(0.5%)

딥클렌징 팩: 라벤더 1dr, 제라늄 1dr, 저먼 캐모마일 1dr, 고령토 20g, 꿀

20g, 정제수 약간 농도만큼

9) 두피, 모발

찬 기운은 위로, 따뜻한 기운은 아래로, 머리는 차게, 발은 따뜻하게 하라는 말이 있다. 두피의 열은 모발에 나쁜 영향을 미치게 되는데 소화기에 독소가 있으면 그러하다. 피부와 같이 모발 역시 클렌징이 핵심이다. 모공 속 찌꺼기와 노폐물을 제거하려면 제대로 감고 말려 두피 관리를 해야 한다. 잦은 염색과 펌 등으로 머리카락의 손상과 세월의 흐름은 막을 수가 없듯, 40대 후반에 들어서면 머리카락의 윤기가 확연히 떨어진다. 또 두피, 모발 노화의 주원인은 합성샴푸와 린스에 있다. 두피와 모발에 캐리어오일과 에센셜오일 마사지로 영양공급과 혈액순환을 돕고, 탈모 예방에 좋은 오일의 천연샴푸는 모발에 큰 도움을 준다.

(1) 향기 마사지(두피): 이국적인 향기로 영양 듬뿍 클렌징 마사지

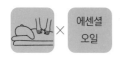

① 블랜딩한 오일을 머리카락 사이로 두피 전체에 골고루 양 손가락으로 마사지한다.

② 스팀타올로 감싼 후 비닐봉지나 랩을 씌워서 30분~1시간 정도

둔다. 미온수로 헹군 후 처음 한 번의 샴푸로 오일을 씻어내고, 평소대로 감는다는 생각으로 두 번째 샴푸를 한다.

추천 오일: 일랑일랑 4dr, 제라늄 5dr, 만다린 6dr, 동백오일 30g, 캐럿 시드 20g

(2) 향기 천연샴푸: 날마다 두피와 모발이 건강해지는 헤어케어

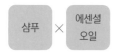

① 손바닥에 펌핑한 샴푸에 로즈메리 또는 시더우드오일 2~3dr 떨어뜨려 비빈다.

② ①을 충분히 섞은 다음 머리를 감는다. 두피와 모발 강화에 아주 효과적이다. 컨디셔너가 필요할 때는 향기 린스를 써보자.

③ 두피 영양과 헤어 영양에는 일랑일랑, 탈모가 심할 때는 시더우드와 로즈메리오일을, 전체적인 두피, 헤어 문제에는 시더우드, 일랑일랑, 로즈메리, 오렌지오일을 블랜딩해서 사용하면 효과를 볼 수 있다.

(3) 향기 천연린스: 찰랑찰랑 건강한 머릿결 향기 린스

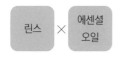

① 샴푸 후 향기 린스를 미온수에 30g 정도 넣어서 섞은 다음 머리를 헹군다.(식초 냄새는 마르면서 자연 휘발된다.)

식초 린스: 솔루빌라이저 3g, 오렌지 40dr, 일랑일랑 20dr, 글리세린 10g, 엘

라스틴 24g, 마린콜라겐 20g, 사과식초 440g

② 식초 향이 싫다면 구연산, 플로럴워터, 글리세린이 들어간 린스를 사용하면 된다.(대체제-정제수)

린스 500g: 구연산 50g, 글리세린 10g, 엘라스틴 20g, 마린콜라겐 20g, 로즈메리워터 394g, / 솔루빌라이저 3g, 오렌지 40dr, 일랑일랑 20dr

TIP 날마다 사용하는 보디클렌저와 샴푸는 제대로 된 제품을 사용해야 한다. 합성 계면활성제의 피해는 삶에 치명적일 수도 있다. 샤워할 때 피부 표피를 타고 혈관으로 흡수되는 합성 계면활성제는 우리 몸에 호르몬 교란을 주며 여러 가지 질환으로 나타난다. 여성의 자궁암, 유방암 수술 시 떼어낸 암 덩어리에서 샴푸나 보디클렌저의 냄새가 나는 이유가 여기에 있다.

천연 계면활성제를 이용한 퍼스널케어 사용을 습관화하자. 이제 샴푸, 보디클렌저도 깐깐하게 제품을 골라야 한다. 평생 사용해야 하는 생활필수품이므로 건강을 지킬 수 있는 제품을 선택하자.

시더우드오일은 원형탈모증에 효과가 있으며, 일랑일랑과 로즈메리, 오렌지오일은 모발과 두피에 효과가 있는 오일이다. 다음 오일은 두피 모발에 효과적이다. 일랑일랑, 시더우드, 로즈메리, 페퍼민트, 오렌지오일 / 캐럿 시드오일, 동백오일, 호호바오일, 코코넛오일, 올리브오일을 기억하자.

(4) 헤어 트리트먼트

탈지면에 블랜딩오일을 적셔서 두피에 충분히 바른 후 머리카락이 갈라진 끝부분까지 쓸어내리면서 충분히 바른다. 완전히 오일로 젖으면 타올로 감싸서 2시간 정도 충분히 영양공급이 되도록 둔다. 머리 감을 때는 따뜻한 물과 샴푸로 감아 오일을 씻어내고, 다시 한 번

더 평소대로 샴푸한다. 헹굴 때 로즈메리 2dr, 캐모마일 1dr, 제라늄 2dr을 떨어뜨린다.

건성: 제라늄 2dr, 샌들우드 3dr, 라벤더 5dr, 로즈우드 5dr, 일랑일랑 5dr, 호호바오일 20g, 스위트아몬드 20g

지성: 레몬 5dr, 제라늄 5dr, 라벤더 5dr, 프랑킨센스 5dr / 레몬 5dr, 일랑일랑 5dr, 오렌지 5dr, 제라늄 5dr, 호호바오일 40g

(5) 향기 헤어오일

머리를 감고 말린 뒤 푸석푸석한 머리카락에 바른다.(2% 블랜딩)

블랜딩오일: 오렌지 12dr, 일랑일랑 8dr, 엘라스틴 20g, 글리세린 20g, 동백오일 10g (엘라스틴 대체제: 마린콜라겐 10g, 실크아미노산 10g / 동백오일 대체제: 호호바오일)

 호호바오일

호호바오일은 미국 인디언들이 피부 마사지와 머리카락을 보호하는데 즐겨 사용했다고 한다. 북미 사막에서 자라나는 호호바 나무는 땅속 12미터 되는 곳까지 뿌리를 내려 양분을 공급받는 식물이다. 호호바에는 요오드, 단백질 성분이 있어서 날씨가 너무 추워지면 오일의 일부가 조금 굳는다. 호호바오일에는 지방을 녹이는 성질이 있어 다이어트에 큰 도움이 된다. 단 가슴 사이즈를 줄이려는 것이 아니라면 가슴 마사지는 피하도록 한다. 인간의 피부는 인지질로 호호바 오일과 매우 유사하다. 호호바오일은 아기부터 노인, 민감성 피부와 모든 피부에 좋으며, 얼굴뿐 아니라 전신 마사지, 헤어 마사지에도 매우 유용한 오일이다.

안티에이징 피부 미용

40대 직장여성으로 과로, 수면 부족 등으로 건조한 피부, 뾰루지, 두드러기로 고민 상담을 한 후 매일 아르간오일 베이스로 얼굴을, 보디오일로 전신을 바르고, 주 1회 향기 목욕을 하도록 했다.

아로마 처방: 페이스, 보디오일 바르기와 마사지 / 향기 족욕과 목욕 / 향기 호흡

페이스 블랜딩오일: 아르간 캐리어오일 30g, 저먼 캐모마일 1dr, 로즈우드 2dr, 팔마로사 3dr

보디 블랜딩오일: 아로마 에센셜오일 30dr(1.5%) / 캐리어오일 100g 라벤더 10dr, 네롤리 10dr, 만다린 10dr / 호호바오일 50g, 스위트 아몬드오일 50g

– 향기 마사지: 블랜딩한 오일을 발바닥부터 허벅지까지 바르고 부드럽게 쓸어주며 둥글게 림프 방향으로 마사지함.
– 향기 호흡(램프): 라벤더 2dr, 네롤리 1dr, 만다린 2dr
– 향기 목욕(족욕): 라벤더 2dr, 네롤리 1dr, 만다린 2dr / 만다린 3dr, 페티그레인 2dr

결과 ➡ 건조하고 푸석푸석한 얼굴이 1주 후부터 호전이 되었고, 2주째 두드러기와 뾰루지도 거의 가라앉았다. 향기를 너무 좋아한 그녀는 목욕과 마사지 외 샴푸, 보디클렌저, 크림에도 오일을 사용하고 있다.

9. 남성 질환

전립선은 남성 생식기관 안에 위치한 분비샘으로 염증이 생기면 부어오르고 그것으로 인해 염증이 요도를 자극하게 된다. 요도를 누르면 소변을 제대로 보기가 힘들다. 시원하게 소변을 보지도 못하면서 화장실만 자주 들락거리게 한다. 전립선질환에는 전립선염, 전립선비대증, 전립선암 등이 있다.

전립선은 혈액순환과 염증을 잡아주는 것이 핵심이다. 전립선비대증은 노화에 의한 변화로 에스트로겐, 안드로겐의 성호르몬 변화에 있다. 남성도 여성들처럼 갱년기 질환으로 호르몬의 변화에 적극적인 대처가 필요하다.

전립선비대증, 성기능장애 & 발기부전, 기분 업 시켜주는 남성 향수에 적합한 오일을 알아보자.

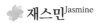 재스민Jasmine
학명: *Jasminum officinale*

1톤의 꽃에서 1kg 오일의 양을 얻는 재스민 꽃은 케모 타입에 따라 향의 깊이가 다르며 강력하고 진한 향은 '향기의 여왕'이라 불릴 만하다. 에로틱한 그 향은 '밤의 여왕'답다. 주성분은 에스테르류인 초산벤질(15~30%), 안식향산벤질(15~30%), 디테르펜 알코올류인 파이톨(2~15%), 모노테르펜 알콜류인 리나롤(2~10%), 그 외 인돌, 재스민

락톤, 시스 재스몬, 유게놀, 네롤리돌 등 미량 성분들을 많이 함유하고 있다. 재스민의 강하고도 감각적인 향은 정신적 고양과 마음의 안정을 동시에 주는 양면성이 있다. 진정, 안정, 우울, 불안, 최음제, 행복감, 정신 고양, 자궁 강장, 생리전 증후군, 호르몬 균형, 피부미용, 남성성 강화 등에 유용하다.

🍀 사이프러스 Cypress   학명: *cupressus sempervirens*

사이프러스는 영원한 상록의 의미로 죽음에 대한 두려움을 뛰어넘는 강인함으로 묘지 주변에서 많이 볼 수 있다. 사이프러스의 주성분은 모노테르펜 α-피넨(40~65%), 델타3-카렌(15~30%), 리모넨(5%) 등으로 정맥 순환 촉진과 림프순환을 촉진하여 울체된 혈을 제거하며, 넘치는 것을 싫어한다. 림프액 순환에 대단한 효능이 있어 혈관이 튀어나온 정맥류, 땀이 심하게 나는 다한증, 독소를 배출해야 하는 다이어트, 디톡스 등에 뛰어나다. 호흡기, 기관지염, 진정, 자율신경조절, 피부 수렴, 호르몬 조절, 혈관수축에 유용한 효과가 있다.

1) 전립선염, 전립선비대증

전립선염은 대부분 세균성 전립선염으로 대장균, 대변연쇄구균, 그람 양성균이 그 원인이다. 비세균성 전립선염의 원인은 해부학적 배뇨 장애와 신경학적 이상, 자가 면역질환, 스트레스 등으로 통증과 배뇨 장애가 있다.

전립선비대증은 50대 이후 남성호르몬과 노화의 원인으로 65세 이상의 남성 중 40% 이상이 겪는 질환이다. 우선 소변을 시원하게 보지 못해 화장실을 자주 가고 방광이 늘 차 있다. 전립선염이나 전립선비대증이 있을 때 성생활은 물론이거니와 배뇨 장애와 함께 삶의 질이 떨어진다. 우선 병원 치료를 받아야 한다. 그 외 아로마 요법으로 향기 온수 좌욕이 매우 효과적이다. 몸을 따뜻하게 하는 오일과 염증을 잡아주고 울혈, 울체, 순환에 도움 되는 오일을 블랜딩해서 자주 발라주자. 휴대하기 편하며 자주 사용하기가 쉬우므로 롤온, 연고 형태가 좋다. 허리, 아랫배, 서혜부, 전립선 주변, 골반 주위를 아침저녁으로 2~3번 발라주자.

여성의 경우 30대에 들어서면서 대부분 매년 유방암과 자궁암 검사를 받는다. 여성들처럼 남성들도 50세 이후라면 필히 전립선에 대한 검사를 적극적으로 받을 필요가 있다.

(1) 향기 좌욕: 샌들우드 수목 향으로 편안한 온수 좌욕

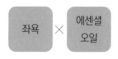

대야에 따끈한 물을 받아 추천 오일을 떨어뜨리고 천일염으로 부드럽게 만든 후 10~15분간 따뜻하고 편안하게 온수 좌욕을 한다.

추천 오일: 샌들우드 4dr, 주니퍼 4dr, 사이프러스 4dr, 진저 4dr-총 16dr / 천일염 20g

(2) 향기 바르기(연고): 사이프러스 전립선 항염증 연고

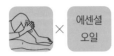

전립선 항염증 연고를 만들어 보자.(30g)

① 비커에 캐리어오일(세인트존스워트오일 10g, 호호바오일 20g) 총 30g을 계량하고, 밀랍 6g도 계량한다.(연고의 오일과 밀랍의 비율 5:1)

② 핫플레이트에 물을 담은 냄비를 얹고 ①을 70도가 되도록 중탕한다.

③ 비커에 샌들우드 6dr, 주니퍼 4dr, 사이프러스 4dr, 티트리 4dr을 떨어뜨린다.

④ 연고 대신 크림에 에센셜오일을 섞어서 바르거나 블랜딩오일을 바르는 것도 효과적이다.

　추천 오일: 샌들우드 6dr, 주니퍼 4dr, 사이프러스 4dr, 티트리 4dr-총18dr / 밀랍 30g

2) 성기능 장애 & 발기부전

　남자의 자존감을 높이는 향으로 재스민 아로마 에센셜오일이 많이 사용되고 있다. 아로마는 경험의 학문이다. 클레오파트라가 너무나도 사랑한 로즈오일, 재스민오일은 남성을 사로잡기에 충분했는데, 이 오일은 남성의 성기능 장애와 발기부전에 도움을 주는 오일이다.

은은한 촛불 조명 아래 핑크빛 장미꽃잎 뿌려진 침대, 섹시하고 이국적인 일랑일랑의 향, 재스민 향이 풍기는 침실의 분위기는 상상만 해도 매력적이다. 최음제 오일, 마음을 편안하게 하는 오일이라 할 수 있다.

(1) 향기 목욕: 러브토닉 향기 가득

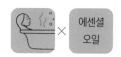

욕조 목욕물에 장미 꽃잎을 띄워서 로맨틱한 분위기를 연출해 보자.

추천 오일: 로즈 6dr, 로즈우드 6dr, 프랑킨센스 6dr / 네롤리 6dr, 페티그레인 6dr, 라벤더 6dr / 재스민 6dr, 팔마로사 6dr, 프랑킨센스 6dr / 일랑일랑 6dr, 라벤더 6dr, 클라리 세이지 6dr

(2) 향기 호흡: 내 남자의 자존감을 높여주는 재스민

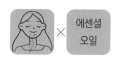

머그에 오일을 떨어뜨리고 편안하게 호흡을 가다듬고 눈을 감고 천천히 코로 호흡하며 수증기를 들이마신다. 따뜻한 수증기를 3~5분 정도 기분전환이 되도록 충분히 호흡한다.

추천 오일: 재스민 1dr, 만다린 2dr

(3) 향기 호흡(램프): 일랑일랑으로 최음 효과

도자기 램프에 따끈한 물을 3분의 2정도 붓고, 에센셜오일 5~10dr 떨어뜨린다.

추천 오일: 만다린 3dr, 일랑일랑 2dr, 로즈우드 2dr

(4) 향기 마사지: 핑크빛 로즈 향의 설렘

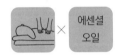

추천 오일: 로즈 4dr, 로즈우드 6dr, 라벤더 8dr, 달맞이꽃 종자유 30g

(5) 분위기 상승시키는 향기 오일

후각은 인간의 오감 중에서 가장 즐거운 감각이다. 한순간 스쳐 지나가는 향기에 잊었던 기억이 불현듯 떠오르기도 하며, 우리의 감정을 자극하여 어떤 상황의 분위기를 무르익게도 한다. 성감을 올리는 데 있어 훌륭한 최음제 작용을 하는 오일이 있다. 재스민, 일랑일랑, 로즈, 클라리 세이지, 파촐리, 네롤리, 샌들우드 등을 2~3가지 선택하여 블랜딩하거나 한 종류만 사용해도 효과가 있다.

둘만의 은밀한 교감을 만들어 주는 관능적이고 육감적인 마사지는 분위기를 최고조로 만들며, 향의 호흡만으로도 로맨틱하다.

추천 오일: 재스민 2dr, 로즈 2dr, 로즈우드 8dr, 코코넛오일 30g / 재스민 1dr, 로즈 1dr, 베르가모트 4dr, 호호바오일 10g / 일랑일랑 1dr, 샌들우드 1dr, 클라리 세이지 4dr / 클라리 세이지 2dr, 로즈 1dr, 제라늄 3dr

3) 남성 향수

블라인드 테스트를 통해 같은 남성의 땀 냄새와 향수를 뿌렸을 때의 두 경우를 여성에게 테스트해보았다. 실험녀는 '향수를 뿌린 남성이 매력적인 남성'이라고 대답했다. 깔끔한 외모, 분위기 있는 남성에게서 향기까지 더해진다면 그에게서 느껴지는 아우라는 더욱 크게 여심을 자극한다는 것을 알 수 있다. 여성이나 남성이나 자신에게서 풍기는 고유의 체취, 향이 있기 마련인데, 아로마 에센셜오일로 만든 향수는 또 다른 자신을 어필할 수 있는 멋진 도구이다.

(1) 남성 향수: 내 남자의 향기

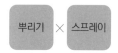

① 스프레이 용기에 에탄올을 채운 다음 에센셜오일을 차례대로 떨어뜨린 후, 뚜껑 용기가 들어갈 정도의 여유를 남겨두고 정제수를 채운다.

② 완성된 ①을 양손 사이에 두고 돌돌 돌려주며 충분히 섞어준다. 맥박이 뛰는 귀 뒤, 목선, 손목 부분에 뿌려준다. 2주 정도 지나면 숙성되어 깊은 향을 느낄 수 있다.

향수 공통 재료: 식물성 에탄올 4g, 정제수 4g, 에센셜오일 40dr / 20% 퍼퓸

세련된 향: 티트리 4dr, 주니퍼 6dr, 그레이프프루트 10dr, 사이프러스 17dr, 일랑일랑 3dr

매력적인 향: 사이프러스 10dr, 로즈우드 11dr, 일랑일랑 6dr, 페티그레인 10dr, 파촐리 3dr

섹시한 향: 일랑일랑 8dr, 사이프러스 18dr, 제라늄 10dr, 파촐리 3dr, 베티버 1dr

에로틱한 향: 재스민 6dr, 만다린 10dr, 로즈우드 12dr, 팔마로사 8dr, 파촐리 3dr, 베티버 1dr

---

 성기능 반응도 조사와 아로마의 연관관계

'정신과적인 면담과 발기 정도를 측정하는 반응도 조사를 통해 발기부전 환자에게 에센셜오일이 얼마나 효과를 발휘하는지에 대한 실험'을 통해서 아로마 향기 효과가 있음이 입증되었다.

발기 측정평가는 '반응이 없음, 약간 있음, 증대하지만 성관계 불능, 성관계 가능, 충분히 발기됨'의 5개로 구분하여 실시하였다. 실험방법은 7일간 아로마 에센셜오일의 목욕, 하루 4시간 일정한 향기를 흡입하게 한 후 측정하였다. 실험 전과 실험 후로 나누어 평가·실시한 결과는 다음과 같다.

참가자 전원 발기부전으로 진단받은 환자 중 30~40대 12명을 선정한 후 실험 전 심리검사에서 '우울증 4명, 불안증 3명, 신체장애 3명, 이상 없음 2명'으로 향기 요법을 실시한 후 심리검사 결과는 '충분히 발기된 경우 5명, 성교 가능하게 발기된 경우 4명, 무반응인 경우 2명, 약간 발기된 경우 1명'으로 나타났다. 실험에 사용된 오일은 샌들우드, 일랑일랑, 클라리 세이지오일을 블랜딩 혼합해서 사용한 경우와 재스민오일만 사용한 경우가 있었다.

– 출처: 〈오홍근 박사의 향기요법〉

이 실험을 통해 향기 요법이 성기능 장애와 발기부전에 효과가 있음을 알 수 있으며, 아로마 향기 요법이 몸과 마음을 치유하는 데 있어 성기능 장애의 치유도 가능하다는 것과 아로마 에센셜오일의 자연치유 힘을 다시 한번 알 수 있었다.

제3장

특수집단 향기 요법

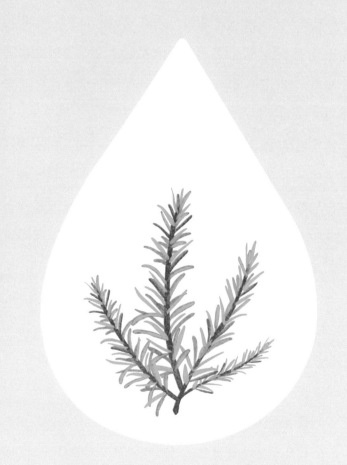

1. 임산부의 아로마

여성에게 있어 임신과 출산은 생을 통틀어 가장 드라마틱한 일일 것이다. 생명을 탄생시키기 위한 이 위대한 일은 여성의 몸에 엄청난 변화를 가져온다. 여성에게 있어 임신과 출산은 호르몬과 피부, 소화, 순환, 감정, 정신 등 많은 것을 변화시킨다. 임신 중에는 입덧과 부종, 변비, 다리 근육 경직, 배가 불러옴에 따라 장이 눌려 소화가 잘 안 되며, 허리통증 등의 다양한 고충이 있다.

임산부에게 아로마오일의 사용은 조금 엄격하게 적용되어야 하는데, 임신 중에 사용해도 되는 오일과 절대로 사용하면 안 되는 오일로 나눈다. 임신 중에 사용하면 안 되는 오일은 호르몬계 오일이다. 호르몬에 관여하는 오일은 통경 작용을 일으킬 수 있기 때문에 각별히 주의를 요한다. 호르몬계 오일로는 제라늄과 클라리 세이지, 로즈, 재스민, 펜넬 등이 있고, 성분이 강한 로즈메리와 히솝, 타임, 마조람 등은 되도록 사용하지 않도록 한다. 임산부가 에센셜오일을 사용할 때에는 임신 12주까지, 6개월 그리고 6개월 이후 사용할 수 있는 추천 오일을 구분해서 사용하는 것이 좋다. 임신 12주 동안은 아주 순한 오일을 사용하거나, 아예 사용하지 않거나, 조심해서 극소량을 적용한다. 임신부터 출산까지, 신생아와 함께하는 산후조리에 도움이 되는 오일과 사용해서는 안 되는 오일을 알아보자.

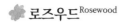 **로즈우드** Rosewood

학명: *Aniba rosaeodora*

붉은 장미색을 띤 나무 심지에서 장미 향이 은은히 풍기는 로즈우드는 나무를 수증기 증류한다. 마음 안정과 긴장 완화, 우울을 해소한다. 주성분은 모노테르펜 알코올류인 리나롤(80~90%), α-테르피네올(2~5%) 등으로 진정, 우울, 신경 강화, 항염, 항균, 항바이러스, 항진균, 면역기능 강화, 피로 해소, 피부 수렴, 피부미용 등에 유용하다. 순하고 부드러워 민감한 피부, 모든 유형의 피부, 어린아이와 임산부에게도 사용할 수 있는 에센셜오일 중 하나다.

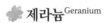 **제라늄** Geranium

학명: *Pelargonium graveolens*

황새의 부리를 닮아서 Pelargonium이라는 속명이 붙었다. 잎에서 진한 향이 나며, 로즈 제라늄은 장미 향이 은은하게 나는 것이 특징이다. 개화하기 전 꽃과 잎을 수증기 증류하는데 실제로 장미의 화학성분과도 비슷하다. 모노테르펜 알코올류인 시트로네롤(35~40%), 제라니올(20~30%), 리나롤(5~15%)과 에스테르류인 시트로네릴(5~15%) 등을 함유하고 있다. 시트로네롤은 벌레가 싫어하는 향으로 벌레퇴치에 유용하며, 제라니올은 피부미용과 피부 수렴에 뛰어나다. 부신피질 호르몬 조절, 자율신경계 균형, 진정, 우울, 피부미용, 수렴, 항염, 항균, 항바이러스, 항진균 작용을 한다. 림프순환, 혈액순환, 디톡스, 생리전 증후군, 정맥류, 부종, 피지 분비조절, 피로 해소에 효과적이다. 하지만 호르몬계 오일은 임신 중에는 사용하지 않도록 하며 출산에 임박하여 사용한다면 오히려 도움이 되는 오일이다.

1) 임신부터 출산까지

임신부터 출산 이후까지 몸과 마음의 변화, 그 일련의 증상들에 아로마테라피는 매우 큰 도움이 된다. 자가 마사지부터 향기 족욕과 목욕, 향기 호흡, 향기 미스트를 사용해보자. 임신 중 주기적으로 마사지를 받은 임산부와 태아는 출산 후 산모와 신생아의 합병증이 현저히 감소되었다는 연구결과가 있다. 임산부의 노르에피네프린이 자궁 스트레스 호르몬 수치를 감소시켜 출산 당시 합병증이 줄어들었으며, 불안감소와 기분 고조, 숙면, 허리통증의 감소, 조산아로 태어날 확률도 감소했다고 보고했다.(마이애미 의대 필드 박사, 1998) 또한 임산부는 일반인의 오일 사용량을 반으로 줄여서 안전하게 사용할 것을 권한다.

(1) 향기 호흡: 한 방울의 향으로 소화기 근육 진정

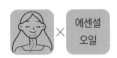

입덧이나 소화불량에는 진저, 스피아민트, 페퍼민트오일 1dr을 화장지나 손수건에 떨어뜨려 천천히 호흡한다.

(2) 향기 목욕: 산뜻한 기분전환, 자율신경 이완, 혈액순환

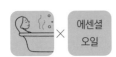

향기 목욕으로 피부와 코로 호흡을 하며, 에센셜오일의 이완 작업으로 충분한 휴식을 준비할 수 있다. 목욕 전후 따뜻한 차를 마시고 잠시 맛있는 단잠으로 한결 기분이 가벼워진다. 향기 목욕으로 임산부의 뭉친 근육을 풀어주고 다리에 쥐가 잘 나는 근육 경직에 도움을 준다.

추천 오일: 오렌지 5dr, 네롤리 2dr, 페티그레인 5dr / 천일염 50g

(3) 향기 족욕: 몸과 마음을 편안하게 하는 혈액순환

추천 오일: 로즈우드 3dr, 만다린 5dr, 베티버 1dr / 천일염10g

(4) 향기 마사지: 우드 향으로 림프순환 혈액순환

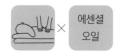

다리 근육 경직에는 발바닥부터 종아리, 허벅지까지 부드럽게 로션 바르듯이 마사지한다. 향기 마사지는 림프순환에 아주 효과적이다.

추천 오일: 로즈우드 3dr, 샌들우드 3dr, 만다린 4dr, 호호바오일 30g

(5) 향기 바르기(오일, 로션): 오일 바르기로 근육 뭉침 풀기

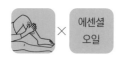

보디로션이나 크림 용기에 에센셜오일을 순서대로 넣고 충분히 섞은 후 몸에 바른다. 혈액순환, 림프순환, 뭉친 근육 풀기에 도움이 된다.

추천 오일: 만다린 7dr, 프랑킨센스 5dr, 라벤더 8dr, 보디로션 100g(1% 블랜딩-20dr) / 만다린 3dr, 로먼 캐모마일 3dr, 진저 3dr, 캐리어오일 30g(1.5%-9dr)

2) 임신선과 튼 살 예방

임신 중기에 들어서면 태아가 자라면서 복부가 팽창되므로 피부색에 짙은 임신선이 아주 선명하게 생기며 한번 튼 살이 생기면 잘 없어지지 않는다. 튼 살은 피부가 늘어났다가 재생이 안 되는 일종의 흉터로 보면 된다. 튼 살이 생기지 않도록 초기 예방을 하는 것이 무엇보다 중요하다. 엉덩이, 허벅지, 배 부위에 튼 살이 이미 생겼더라도 마사지오일을 꾸준히 발라주자. 임신 소식을 접한 후부터 정성스럽게 태아와 본인의 건강을 위해서 블랜딩한 오일을 시계방향으로 둥글게 마사지한다. 태아와 산모를 위해 사랑하는 남편이 마사지를 해 준다면 더할 나위 없이 좋은 교감이 된다.

(1) 향기 마사지: 임신선과 튼 살 예방

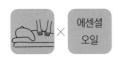

임신선과 튼 살 예방으로 일반인의 반, 아주 약한 블랜딩으로 신생아에게 사용해도 되는 오일로만 엄선했기에 편안하게 마사지해도

된다. 임신 기간에 사용해야 하므로 양은 100g로 넉넉하게 만들자.

추천 오일: 만다린 10dr, 네롤리 10dr, 팔마로사 10dr, 캐리어오일 100g

(100g 기준-총 30dr) / 라벤더 4dr, 네롤리 2dr, 로즈우드 3dr, 호호바오일

30g(30g 기준-총 9dr)

(2) 향기 마사지: 임신 부종

사이프러스와 주니퍼는 독소 배출, 림프 정체와 부종에 매우 효과

있는 오일이다. 발바닥부터 종아리 그리고 허벅지까지 부드럽게 바

르면서 쓰다듬어 준다. 힘들거나 지치지 않도록 하며, 오일을 바른

후 미끄러지지 않도록 양말을 꼭 신도록 한다. 짠 음식과 자극적인

음식은 피하는 것이 좋다. 따뜻한 물을 자주 마시면서 몸을 관리하

고 임신중독증 증세가 되지 않도록 주의한다.

추천 오일: 프랑킨센스 6dr, 사이프러스 8dr, 주니퍼 8dr, 베르가모트 8dr, 캐

리어오일 100g(1.5%)

(3) 향기 목욕(족욕): 임신 불면증

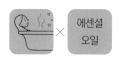

피곤한 날이 지속되면 오히려 잠이 오지 않는 긴장 상태가 되어 불

면증이 된다. 교감신경의 항진으로 신경계 이완 오일을 사용하면 잠

을 조금이라도 청할 수 있다. 가슴 중앙에 발라 호흡 시에 향이 올라

오도록 하거나 블랜딩한 오일을 화장지에 떨어뜨려 배게 양옆에 둔

다. 간단하게 족욕을 하거나 따뜻한 물에 풀어서 향기 목욕을 한다면 피로를 풀면서 아주 가뿐하게 잠을 청할 수 있다.

추천 오일: 로먼 캐모마일 6dr, 라벤더 4dr, 만다린 6dr / 천일염 50g

TIP 임신 중에는 호르몬 계열 오일은 절대 사용하지 않는 것이 좋다. 클라리 세이지, 펜넬, 제라늄, 안젤리카루트, 로즈, 재스민 등은 호르몬 지원 오일이므로 통경 작용을 일으킬 수 있어 조산할 위험이 있으므로 임신 9개월까지는 사용을 피하는 것이 원칙이다.

임신 중 피해야 할 오일: 바질, 클로브, 시나몬, 로즈메리, 히솝, 마조람, 오레가노, 세이지, 세이보리, 타임, 로즈, 재스민, 클라리 세이지, 펜넬, 제라늄 등이 있다.

---

3) 분만 촉진 오일(통증 감소)

출산을 경험한 여성이라면 '오일 한 방울이 자연분만 시 통증에 도움이 될까?'라는 의문을 가질 수 있다. 진통이 시작될 무렵 통경에 효과적인 호르몬 계열 오일 1dr을 화장지에 떨어뜨려서 호흡하거나 램프 확산으로 향기 호흡을 하도록 한다. 클라리 세이지와 제라늄, 재스민, 로즈, 라벤더, 네롤리 등의 오일이 분만 시 정신적·육체적 통증을 경감시킨다는 연구보고가 있다.

(1) 향기 호흡(램프): 분만 촉진 & 통증 감소 오일

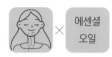

① 도자기 램프에 따끈한 물을 3분의 2정도 붓고 에센셜오일 5~10dr 떨어뜨린다.

② 티 라이트 캔들에 불을 붙여서 도자기 물의 온도를 높여 확산되는 향을 즐긴다.

건식 호흡으로 화장지나 손수건에 한 방울 떨어뜨려서 호흡하는 방법도 매우 효과적이다.

블랜딩오일: 클라리 세이지 4dr, 제라늄 4dr, 로즈 2dr

(2) 향기 바르기: 향기로 진통과 불안 줄이기

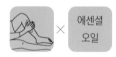

일반적으로 아로마테라피 서적에는 라벤더 에센셜오일도 임신 6개월 이후부터 사용하기를 권한다. 라벤더, 티트리, 만다린, 네롤리, 오렌지, 레몬, 팔마로사, 페티그레인 등의 가벼운 오일은 임신 초기 4개월 이후부터 블랜딩을 조심스럽게 1~2%로 줄여서 사용하는 것은 무방하다.

블랜딩오일: 로즈 3dr, 네롤리 3dr, 클라리 세이지 6dr-총 12dr, 호호바 캐리어오일 30g(2%)

4) 신생아와 함께 산후조리

에센셜오일은 항균과 항염, 항바이러스, 항박테리아 효과가 매우 크다. 살균과 소독, 방부에 뛰어난 잎에서 추출한 아로마오일들은 마음을 편안하게 해 준다. 한국은 전통적으로 아이가 태어나면 대문에 금줄을 걸어 외부인의 출입을 제한해 전염병과 잡균, 병균 침입을 예방했다. 산모와 아기가 금줄로 안전을 보장받았던 시절이다. 이제는 에센셜오일이 세상 어디에도 없는 청정 숲속 같은 안전기지가 되면서 아기와 산모의 건강을 지켜주는 금줄의 역할을 한다. 티트리, 라벤더, 베르가모트, 오렌지, 만다린, 페티그레인, 로먼 캐모마일, 프랑킨센스, 미르, 편백, 파인, 주니퍼, 네롤리, 로즈, 샌들우드, 로즈우드, 유칼립투스, 로즈마리 등의 오일이 적합하다.

(1) 향기 호흡(램프): 항균력, 공기 정화, 마음 안정

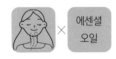

천연오일 4dr을 램프에 떨어뜨려 충분히 공기를 정화하고 공간을 아늑하게 만든다.

추천 오일: 편백 2dr, 파인 2dr / 네롤리 2dr, 만다린 2dr / 로즈우드 2dr, 베르가모트 2dr

(2) 향기 미스트: 산모와 아기가 있는 공간

스프레이 공병에 로즈 플로럴워터 50g, 라벤더 플로럴워터 50g을 넣고 로즈 2dr, 라벤더 5dr을 떨어뜨린 후 잘 흔들어서 방에 뿌려주거나 얼굴 미스트로 사용한다.

(3) 산후 우울증: 나의 존재감, 사랑받는 느낌의 향기

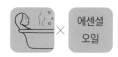

산후 여성은 호르몬의 변화와 더불어 몸 회복이 덜 되었을 때 심신이 몹시 힘든 시기를 보낸다. 체력적으로 많이 지쳐있고 정신적으로도 쉼이 필요할 시기에 아기까지 돌봐야 하므로 더욱더 힘든 시기라 할 수 있다. 남편과 가족의 지지와 사랑이 필요할 때이며, 아기를 돌보면서 자신을 돌봐야 하는 정신적인 힘을 기를 수 있도록 해야 하는데, 너무 지치면 순간 무너지기도 쉽고 무기력해질 수 있다.

향기 목욕과 향기 오일 바르기, 향기 마사지로 기분전환과 활력을 주자.(호호바 캐리어오일 30g)

추천 오일: 베르가모트 6dr, 로즈우드 6dr, 네롤리 3dr / 베르가모트 6dr, 라벤더 6dr, 로즈 3dr / 제라늄 3dr, 라벤더 6dr, 프랑킨센스 6dr

(4) 출산 전후의 변비(아랫배): 따뜻하게 장을 풀어주는 아로마 마사지

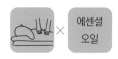

블랜딩한 오일로 아랫배 주변을 마사지하고 골반, 허리 양옆에 발

라 마사지한다.

추천 오일: 마조람 10dr, 블랙 페퍼 5dr, 진저 3dr, 호호바오일 30g

(5) 회음부 좌욕: 아로마 좌욕으로 빠른 치유

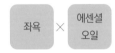

사이프러스의 수렴, 지혈작용, 혈관 강화, 라벤더와 티트리의 상처 회복과 세포재생, 항염, 항균작용이 자연분만으로 회음부의 상처, 새살을 빠르게 돌게 하고 회복을 지원한다. 대야에 따끈한 38도 온수에 라벤더 3dr, 티트리 3dr, 사이프러스 4dr을 떨어뜨려 충분히 엉덩이 좌욕을 한다.

자연분만 시의 긴박한 상황과 분만 통증으로 회음부의 절개는 언제 했는지도 모른다. 엄마는 아이의 손가락 발가락이 몇 개인지가 자신의 통증보다 우선이기 때문이다. 출산으로 찢긴 회음부 상처에는 아로마 좌욕이 빠른 치유를 돕는다.

(6) 유두가 갈라지거나 아플 때(가슴 주변): 온습포, 향기 바르기

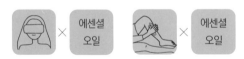

유두가 너무 크거나 작아도 아기가 젖을 빨기 힘들어하고, 피부가 약해 갈라지기도 해 아플 수 있다.

① 온습포: 온수에 라벤더 3dr, 제라늄 4dr, 로즈 3dr을 온수에 떨

어뜨리고 수건을 담가 가슴에 습포해 준다. 4~5회 반복하여 통증을 완화한다. 온습포 위에 비닐이나 랩을 대고 마른 수건을 올려서 온도를 유지하는 것도 좋은 방법이다.

② **향기 바르기**: 소독한 공병에 에센셜오일을 순서대로 넣고 캐리어오일을 부은 다음 충분히 섞어준 후 부드럽게 바른다.

추천 오일: 라벤더 5dr, 네롤리 1dr, 로즈 1dr, 스위트 아몬드오일 30g

(7) 유선염: 냉습포

유선염으로 가슴의 통증과 열이 심하게 날 때는 냉습포를 해 주면 효과적이다. 냉수에 얼음을 조금 넣어줘도 무방하다. 대야의 차가운 물에 오일을 차례대로 떨어뜨리고 수건을 담가 가슴에 습포를 한다. 4~5회 반복하여 열과 통증을 완화한다. 냉습포 위에 비닐이나 랩을 대고 얼음 팩을 올려서 온도를 유지하면 좋다.

추천 오일: 라벤더 3dr, 티트리 2dr, 제라늄 4dr, 로즈 3dr

임상 아로마테라피　**임산부 자가 마사지**

논문을 쓸 때 인연으로 이어진 쌍둥이를 임신한 35세 K씨는 다리에 쥐가 나고, 첫 아이 때의 임신중독증으로 불안하다고 했으며, 다리가 너무 많이 부어서 힘들다고 피로를 호소했다.

아로마 처방: 아로마오일 바르기와 마사지 / 수시로 향기 족욕과 목욕

/ 향기 호흡

블랜딩오일: 아로마 에센셜오일 30dr(1.5%) / 캐리어오일 100g

에센셜오일: 라벤더 10dr, 네롤리 10dr, 만다린 10dr / 캐리어오일:
호호바오일 50g, 스위트 아몬드오일 50g

- 향기 마사지: 블랜딩오일로 발바닥부터 허벅지까지 오일을 바르고
  부드럽게 쓸어주며 둥글게 자가 마사지함. 림프 방향으로 마사지함.
- 향기 호흡(램프): 라벤더 2dr, 네롤리 1dr, 만다린 2dr
- 향기 목욕(족욕): 라벤더 3dr, 네롤리 2dr, 만다린 3dr / 만다린 3dr,
  페티그레인 2dr, 로즈우드 2dr

결과 ➡ 보통 임신 6개월부터 아로마테라피를 하라고 권하고 있
지만, 아로마를 오래전부터 사용해 오던 그녀는 임신 초기에 입덧으
로 힘들 때 페퍼민트오일의 호흡으로 입덧을 다스렸다고 했다. 임신
선 예방으로 네롤리와 라벤더, 만다린으로 에센셜오일 중에서 가장
순하고 부드러운 블랜딩 처방하여 사용하게 했다. 그녀는 날마다 자
가 마사지로 꼼꼼히 오일을 바르고 림프 방향으로 쓸어주는 방법대
로 했더니 다리에 쥐 나는 것이 많이 줄었다고 했다. 첫아이 때의 임
신선이 진하여 그때와 비슷하다고 했으며, 임신으로 인한 튼 살이
아직은 없다고 한다. 다리가 조금 붓기는 하지만 아로마 마사지를
한 이후 부기가 많이 줄었다고 한다.

2. 신생아 & 아이들 아로마

사랑스러운 아기와 아이들에게 아로마테라피는 부모와 나눌 수 있는 최고의 소통 도구이자 치료방법이다. 영유아에게 향기 오일을 바르고 마사지하는 작업은 부모에게도 행복감을 주며, 굳이 말하지 않아도 느낄 수 있는 끈끈한 결속을 이끌어준다. 영유아가 겪게 되는 잠투정, 소화불량, 배앓이, 배변 장애, 예방 접종 시의 불안, 감기 등의 스트레스를 아로마테라피로 줄여줄 수 있다. 아기는 의사 표현을 울음과 칭얼댐으로 표현한다. 잠이 오거나 배가 고프거나 몸이 아플 때 울음 톤으로 엄마들은 아기의 상태를 감지하게 된다. 영유아나 아이들에게 사용하면 안 되는 자극성 오일은 사용하지 않도록 한다. 만다린, 네롤리, 티트리, 라벤더, 로먼 캐모마일 등의 오일이 부드럽고 순하다.(베이스 총량의 0.5~1%)

🌸 **만다린**Mandarin 　　　　　　　　　학명: *Citrus reticulata*

겨울에 우리가 흔히 먹는 귤이 만다린과 같은 종이다. 까기도 쉽고 먹기도 쉬운 만다린은 과일 껍질을 압착해서 증류한다. 향이 순하고 부드러워 신생아, 아이, 임산부도 사용할 수 있는 오일이다. 주성분은 모노테르펜류인 리모넨(70~80%), γ-테르펜(10~29%), 에스테르류인 초산벤질과 안트라닐산메틸 등이 함유되어 ADHD(주의력 결핍 과잉 행동장애) 아동, 스트레스, 분노, 불면, 긴장, 진정, 자율신경조절, 항우울, 장내 가스 제거, 소화촉진, 혈액순환, 항균, 항바이러스, 피부 노화 방지, 피부미용, 모발 관리 등에 유용하며 신생아 또는 임산부에게도 사용할 수 있는 안전한 오일이다.

🌸 네롤리^{Neroli}

학명: *Citrus aurantium*

비터오렌지나무에서 피는 꽃봉오리를 수증기 증류한 것을 네롤리 향, 네롤리오일이라고 부른다. 섬세하고 세련된 향을 지닌 네롤리오일은 편안하고 우아하며 행복감을 주는 향이다. 주성분은 모노테르펜 알코올류인 리나롤(40~70%), 게라니올, α-테르피네올, 리모넨(5~20%), 초산 리나릴(5~20%), 미량의 네롤리돌 등을 함유하고 있어 항불안과 우울의 신경 강화, 진정, 자율신경조절, 정신안정, 최음제, 항염, 항균, 항바이러스, 심계항진, 심장 수술환자, 피부 수렴, 피부미용에 유용하다. 네롤리는 독성이 없고 안전성이 뛰어나 신생아, 아이, 임산부에게도 좋은 오일이다.

1) 잠투정

아기는 차 안이나 비행기 안에서 어딘가 불편하면 잠을 못 자고 칭얼댄다. 배고픈 경우가 아니라면 기저귀를 갈아야 하거나 덥거나 소화기 문제로 잠을 못 자는 경우이다.

5세~13세 아이들의 아로마테라피 향기 요법은 아기들보다 에센셜오일의 농도를 높여서 블랜딩하며, 아래의 향기 요법에 따라 대입해서 사용한다.

아기의 아로마테라피 블랜딩

나이	보디케어 블랜딩 농도	베이스 오일양(30ml)
신생아 생후 6주~6개월	0.5%	3dr
6개월~12개월	0.75%	4.5dr
1~7세	1%	6dr
7세~10세	2%	12dr
10세~13세	2.5%	15dr
13세~(어른과 동일)	3%	18dr

(1) 향기 호흡: 6주 이상 된 아기에게

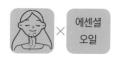

라벤더 1dr 또는 캐모마일 1dr을 화장지 또는 아이 옷이나 엄마 옷에 떨어뜨려 호흡하도록 한 뒤에 안아주면 언제 그랬나 싶을 정도로 새근새근 자는 아기를 볼 수 있다.

(2) 향기 호흡: 안전하고 평온한 향기

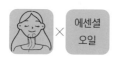

① 도자기 램프에 따끈한 물을 3분의 2정도 붓고, 에센셜오일 3~4방울을 떨어뜨린다.

② 티 라이트 캔들에 불을 붙여서 도자기 물의 온도를 높이면서 확산되는 향을 즐기게 한다. 화장지나 화장 솜에 한 방울 떨어뜨리는 것도 좋다.

추천 오일: 만다린 2dr, 로즈우드 1dr, 네롤리 1dr

(3) 향기 목욕: 부드럽고 편안함

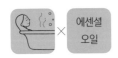

꿀 20g, 아로마오일 3~5dr을 목욕물에 섞어 목욕시키면 목욕물도 훨씬 부드러워지며 아로마오일의 흡수도 좋아진다. 향기 입욕은 빠른 혈액순환을 만들어 잠투정하는 아기들에게 효과적인 방법이다.

목욕하는 것을 힘들어하는 아기들에게 부드럽고 편안한 향은 아기들의 마음을 다독여 준다.

추천 오일: 만다린 2dr, 로먼 캐모마일 2dr, 네롤리 1dr / 라벤더 2dr, 로즈우드 1dr, 로먼 캐모마일 2dr

(4) 향기 마사지: 엄마의 손길로 아늑하고 따뜻함

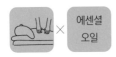

공병에 캐리어오일을 부어준 다음 에센셜오일을 순서대로 넣고 충분히 섞는다. 손바닥에 적당량을 덜어 3번 정도 비벼서 따뜻하게 만든 후, 아기 배와 다리 등에 시계방향으로 둥글게 발라주며 마사지

해준다. 하루가 다르게 성장 발육하는 아기들에게 오일마사지는 사랑의 교감이 된다.

> **추천 오일:** 라벤더 1dr, 로즈우드 1dr, 로먼 캐모마일 1dr, 호호바오일 30g(0.5%)-신생아, 6주~12주 / 라벤더 2dr, 로즈우드 2dr, 로먼 캐모마일 2dr, 호호바오일 30g(1%)-3개월 이후

2) 아기를 위한 맞춤 디퓨저

(1) 엄마 디퓨저

영유아들에게 안전한 오일 한 방울을 엄마의 목에 바르고 아기를 안아 토닥여 주면 엄마의 체취와 함께 어우러져 언제 칭얼댔나 싶을 정도로 아기가 새근새근 잠을 청할 수 있다.

> **추천 오일:** 로먼 캐모마일, 만다린, 라벤더, 로즈우드, 네롤리 중 선택 1dr

(2) 이불 또는 인형 디퓨저

아기가 좋아하는 이불 또는 인형에 라벤더오일 한 방울을 떨어뜨려서 아기가 호흡하도록 하는 방법도 좋다. 최근 가습기 살균제가 문제가 되어 유아 사망에 이르거나 호흡기 문제를 발생시켜 논란이 된 안타까운 일이 나라를 떠들썩하게 했다. 에센셜오일은 항염, 항균, 바이러스까지 대항할 수 있는 자연 천연물질로 안전하게 사용할 수 있다.

추천 오일: 로먼 캐모마일, 만다린, 네롤리, 라벤더 중 선택 1dr

3) 아기의 통증

(1) 향기 바르기(귀, 턱 주변): 통증 완화와 편안한 향기

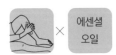

아기 치통, 귀 통증에 블렌딩하여 귀 주변과 치아 주변에 발라주자. 티트리 원액 1dr을 발라주는 것도 좋은 방법이다.

추천 오일: 티트리 3dr, 로먼 캐모마일 3dr. 라벤더 3dr, 호호바오일 30g

(2) 향기 마사지(목, 가슴): 따뜻한 손 마사지로 진해작용

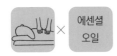

아기가 기침 감기로 힘들어할 때 목 주변과 가슴까지 둥글게 마사지해 준다.

추천 오일: 라벤더 3dr, 로먼 캐모마일 3dr, 프랑킨센스 3dr, 호호바오일 10g

(3)향기 호흡(램프): 상큼한 숲 향기로 릴렉스

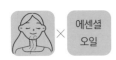

아기가 기침 감기로 힘들어할 때 상큼한 숲의 향기를 호흡할 수 있도록 램프를 켜준다.

추천 오일: 티트리 2dr, 유칼립투스 1dr, 프랑킨센스 1dr, 파인 1dr

(4) 향기 호흡(램프): 아기 코감기

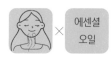

① 아기 코감기에 시원한 향, 숲 향기를 코로 숨 쉴 수 있게 해 준다.

추천 오일: 페퍼민트 1dr, 유칼립투스 1dr, 티트리 1dr, 미르 1dr

② 향기 바르기: 시원하게 코가 뻥 뚫리게

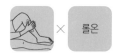

콧방울 주변, 목선, 가슴 윗부분에 롤온을 굴려가며 수시로 발라준다. 솜에 블랜딩한 오일을 바르고 코에 살짝 끼워주면 막힌 코가 시원하게 뚫린다.

추천 오일: 페퍼민트 3dr, 유칼립투스 3dr, 티트리 3dr, 미르 1dr, 호호바오일 10g(다소 진한 농도)

(5) 아기 소화불량, 가스 참: 엄마 손은 약손

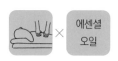

엄마가 아로마테라피 약손마사지를 하는 것은 가장 훌륭한 방법이

다. 아기 손과 발도 부드럽게 마사지해 주는 것도 하나의 방법이다. 배, 손, 발, 아기의 몸 전체를 엄마의 약손으로 마사지해 주자. 목욕 후 마사지해 주면 어느새 새근새근 자고 있는 천사의 얼굴을 보게 된다.

추천 오일: 만다린 3dr, 로먼 캐모마일 3dr, 네롤리 3dr, 호호바오일 30g

(6) 아기 감기 만능연고(코, 목 주변): 호흡기 면역 오일로 굿바이 감기

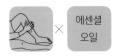

감기 증상에 목, 가슴, 코 주변에 바르면 연고 타입이라 흡수감이 매우 빠르며 유용하다.

추천 오일: 티트리 3dr, 라벤더 3dr, 유칼립투스(라디아타) 3dr / 호호바오일 24g, 밀랍6g(p.58 참고)

(7) 아기 감기 만능 젤: 감기에 목, 가슴, 코 주변에

로션이나 마사지오일을 바를 때보다 젤(젤) 타입은 흡수력이 빨라 촉촉하면서도 뽀송뽀송함을 느낄 수 있다. 감기 증상에 목, 가슴, 코 주변에 발라준다. 휴대도 간편하고 옷에 잘 묻지도 않아 사용하기 편리하다.

활용 재료: 라벤더 3dr, 티트리 3dr, 유칼립투스(라디아타) 6dr, 알로에베라 겔 24g, 호호바오일 3g, 캐모마일워터 3g(라벤더워터 또는 정제수를 사용해도 좋다.)

(8) 천연 아로마 해열제

공병에 아로마오일과 캐리어오일을 차례대로 섞고 필요할 때마다 상비약으로 1dr씩 사용하면 해열 효과가 있다.

① 블랜딩된 천연 해열제 오일을 1dr씩 사용한다. 해열제로 사용할 때는 냉수를 받은 대야에 블랜딩한 원액을 8dr 정도 떨어뜨리고 수건을 적신 후 몸을 닦아주거나 아이 속옷이나 내복 등을 적신 후 입혀주는 것도 효과적이다.

② 아이들에겐 열이 제일 무섭다. 체온조절이 중요하므로 유의하자. 에센셜오일을 스프레이로 내복 위에 뿌려주자. 눈앞에서 직접 뿌리지 않도록 한다.

추천 오일: 스피아민트 20dr, 레몬 20dr, 로즈메리 20dr, 베르가모트 20dr, 페퍼민트 20dr, 에센셜 원액 총 5ml

③ 블랜딩된 천연 해열제 알로에 겔을 몸과 발바닥에 발라 겔이 흡수될 때 체내 열을 밖으로 배출하는 역할을 한다. 어른은 에센셜오일을 3배 늘려서 사용하면 된다. 겔 대신 정제수에 오일을 섞은 후 세차게 흔들어서 스프레이로 뿌려주는 해열 스프레이도 효과적인 방법이다.

활용 재료: 스피아민트 4dr, 로즈메리 1dr, 베르가모트 3dr, 페퍼민트 1dr, 알로에 겔 30g / 정제수 30g

(9) 아기 피부염증 연고: 염증에 탁월한 만능 항염연고

티트리, 라벤더, 저먼 캐모마일의 블랜딩이 항염에 탁월하며 연고로 만들면 항염연고 메인 오일이 된다.

아기 만능연고: 티트리 3dr, 라벤더 3dr, 저먼 캐모마일 6dr / 밀랍 6g, 카렌듈라오일 24g(p.58 참고)

아기 만능 겔: 라벤더 3dr, 티트리 3dr, 저먼 캐모마일 6dr / 카렌듈라오일 3g, 알로에겔 27g

(10) ADHD 과잉 행동 장애 아이

마음을 편안하게 해 주는 오일과 신경계를 관장하는 오일로 블랜딩한다.

블랜딩오일: 로먼 캐모마일 2dr, 네롤리 1dr, 베르가모트 3dr, 호호바오일 30g(1~7세, 1%)

향기 마사지: 블랜딩오일 마사지(1%)

향기 호흡: 램프 발향 시 오일(3~6dr)

향기 목욕: 향기 목욕 시 오일(3~6dr)

임상 아로마테라피   **ADHD 경향성**

6세 남자아이로 자폐증은 아니지만 가만히 있지를 못하고 분주함을 보인다고 했다. 유치원 선생님도 주의력이 너무 산만한 아이로 인해 힘들어하신다고 했다. 이런 경우 먼저 아이의 마음을 엿보고 치료를 시작해야 한다. 그렇지 않으면 치료가 되지 않고 계속 발전하여 틱 장애 등 여러 방법으로 자신을 드러낼 수 있다.

아로마 처방: 마음을 편안하게 하는 아로마오일 바르기와 마사지 / 주 2회 향기 족욕, 목욕 / 그림 그리기

블랜딩오일: 아로마 에센셜오일 20dr(1%) / 캐리어오일 100g / 네롤리 2dr, 베르가모트 7dr, 일랑일랑 1dr, 로먼 캐모마일 5dr, 만다린 5dr, 호호바오일 50g, 스위트 아몬드오일 50g

- 향기 족욕, 목욕: 라벤더 2dr, 네롤리 2dr, 만다린 2dr / 만다린 2dr, 페티그레인 2dr, 네롤리 2dr
- 그림 그리기: 물감에 만다린오일을 1~2dr 떨어뜨려서 손으로 그림을 그리게 함.

결과 ➡ 주 2회 이상 엄마와 함께하는 시간을 가져 향기 목욕과 족욕으로 아이가 즐거워하고 행복해하는 모습을 볼 수 있었다고 했다. 직장 다니는 엄마로 인해 주 양육자가 바뀌면서 아이가 정서 불안정한 행동의 양상을 보였었다고 한다. 엄마와 아이가 충분한 시간을 가지고 소통하면서 아이의 속마음을 알 수 있었던 케이스였다. 엄마와 아이의 꾸준한 아로마테라피와 그림 치료를 통해 건강한 아이로 성장하여 어느새 의젓한 초등생이 되었다.

3. 수험생의 아로마

긴장감에서 벗어나지 못하는 수험생들은 여지없이 긴장의 끈을 놓지 못한다. 수험생의 집중력에는 신경계를 관여하고 정신을 자극하는 로먼 캐모마일, 바질, 로즈메리, 페퍼민트, 마조람, 레몬오일이 효과 있다. 잠들기 전 힐링하며 쉴 때 도움이 되는 라벤더, 만다린, 그레이프프루트, 로즈우드, 페티그레인오일 등이 있다. 에센셜오일의 향기가 인간의 정신기능 조절 가능의 연구에 의하면 혈압의 변화를 일으키지 않고도 호흡을 진정시킴을 알 수 있었다. 로즈메리, 바질, 페퍼민트, 레몬오일 등의 향기는 스트레스를 해소하고 불안에서 벗어나게 하므로 수험생들에게 많은 도움을 줄 수 있다.

🌸 로즈메리 Rosemary   학명: *Rosemarinus officinalis*

오일 원액과는 다르게 로즈메리 잎을 손으로 훑어서 맡아보면 그윽하고 상쾌하며 끝 향이 달콤하다. 로즈메리 시네올의 주성분은 모노테르펜 탄화수소류인 α-피넨(10~20%), 캄펜(5~15%), 케톤류(2~10%), 옥사이드류인 1.8시네올(50~60%) 등으로 구성되어 중추신경계 자극, 두뇌 활성, 집중력, 심계항진, 혈압상승, 담즙분비촉진, 기관지염, 카타르, 근육 이완, 가온, 혈액순환, 울혈 제거, 이뇨, 항염, 항균, 항바이러스 작용 등이 있다.

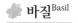 **바질**Basil

바질의 이탈리아식 명칭이 바질리코이다. 이탈리아 요리에 많이 쓰이는 바질은 바질 씨앗을 물에 담갔다가 눈 치료제로 쓰이기도 하며, 희뿌옇게 몽글거리는 차는 바질시드 음료로도 판매되고 있다. 바질의 주성분 중 엑조틱바질은 페놀류인 메틸차비콜(75~95%)과 알코올류인 리나롤(10~20%)을 많이 함유하였으며, 프렌치바질은 메틸차비콜(24%), 리나롤(40~50%) 등을 함유하고 있어 위장의 경련, 신경성 알레르기, 경련성 기침과 천식에 효과가 있다. 바질은 담즙분비촉진, 소화기능 강화, 자율신경계 조절기능, 무기력과 우울 해소, 집중력 향상, 뇌기능 강화, 머리를 맑게 해주는 기능이 있다.

1) 수험생 집중력 향수

(1) 향기 호흡(램프): 수증기 호흡으로 신경계 집중력 상승

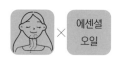

도자기 램프에 따끈한 물을 3분의 2정도 붓고, 에센셜오일 5~10dr 떨어뜨린다.

추천 오일: 바질, 로즈메리, 페퍼민트, 레몬, 제라늄 중 원하는 오일 5dr

(2) 향기 호흡: 아로마 한 방울로 대뇌 활성 자극

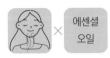

1~2가지 오일을 화장지에 떨어뜨려서 천천히 호흡한다.

추천 오일: 바질, 로즈메리, 페퍼민트, 레몬, 제라늄 중 원하는 오일 1~2dr

2) 수험생 스트레스 해소 / 릴렉스 & 수면

수험생들에게 집이란 눈을 붙이는 곳이다. 파김치가 되어 귀가했을 때 간식을 먹이는 것은 독약을 먹이는 것과 같고, 다음 날 아이를 피곤하게 만들 뿐이다. 독약 대신 향기 천연 보약을 먹이자. 따뜻한 허브차 또는 따뜻하게 데운 우유 한잔이 더 낫다. 씻고 난 후 손바닥과 발바닥에 오일을 바르게 하자. 시간이 허락한다면 목 뒤의 근육, 경추, 등을 엄마의 사랑을 담아 오일을 바르고 부드럽게 마사지해주자. 최고의 선물은 하루 동안 쌓인 스트레스와 근육을 풀고 숙면을 도와주는 것이 아닐까 한다.

(1) 향기 마사지: 편안한 마사지로 깊은 이완

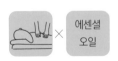

손과 발 마사지 또는 발바닥에서 종아리를 거쳐 무릎까지 마사지

해보자. 피로를 푸는 데는 등 마사지가 좋다.

추천 오일: 라벤더 6dr, 페티그레인 5dr, 네롤리 3dr, 제라늄 4dr, 호호바오일 30g

(2) 향기 목욕: 릴렉스 & 피로 풀기 일석이조

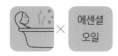

일주일에 한 번이라도 시간을 내어 입욕하는 것이 스트레스 해소와 긴장 완화에 꽤 도움이 된다. 족욕과 수욕도 좋다.

추천 오일: 라벤더 6dr, 제라늄 6dr, 페티그레인 6dr, 천연소금 50g

(3) 향기 바르기(관자놀이, 목선, 림프선): 롤온과 연고

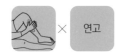

① 롤온은 간단하게 휴대하고 다니면서 사용할 수 있는 향기 소품으로 온종일 공부하면서 피곤할 때마다 맥이 뛰는 손목이나 귀밑, 목선 림프를 따라 롤링해서 바른다. 향을 느끼면서 스트레스는 날려버리고 집중력은 올리도록 하는 좋은 방법이다.

② 바르는 것을 싫어하면 향기 목걸이를 해서 은은하게 향을 맡도록 하는 것도 하나의 방법이다.

추천 오일: 로즈메리 5dr, 페퍼민트 5dr, 레몬 30dr-총 40dr / 스위트 아몬드 10g

(4) 향기 호흡(램프): 편안하고 아늑한 느낌

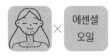

공부방에 은은하게 퍼지는 향기로 불안을 없애주고 집중력은 올려주는 블랜딩이 효과적이다.

추천 오일: 페퍼민트 1dr, 레몬 3dr, 제라늄 4dr

(5) 향기 호흡(디퓨저): 은은한 향으로 집중력 향상

공병에 에센셜오일을 차례대로 넣고 디퓨저 원액을 넣는다. 방의 크기에 맞춰 스틱을 두 개 또는 세 개 정도 꽂아준다. 향이 퍼지면서 집중력 디퓨저의 호흡으로 신경계를 강장하는 에센셜오일의 역할이 시작된다.

재료: 디퓨저베이스 70g, 아로마오일 원액 30g / 7:3 비율의 블랜딩(총100g)

추천 오일: 로즈메리 9ml, 페퍼민트 3ml, 레몬 18ml(총 30ml)

수험생을 위한 휴식

아로마 처방: 아로마오일 바르기와 마사지 / 수시로 향기 족욕과 목욕 / 향기 호흡

블랜딩오일: 아로마 에센셜오일 30dr(1.5%) / 캐리어오일 100g / 사이프러스 10dr, 로즈우드 10dr, 라벤더 8dr, 베티버 2dr /호호바 50g, 스위트 아몬드 50g

- 향기 마사지: 블랜딩오일로 발바닥부터 다리 허벅지까지 오일을 바르고 부드럽게 쓸어주며 둥글게 힘들이지 않고 림프 방향으로 마사지한다.

- 향기 호흡(램프): 라벤더 2dr, 네롤리 2dr, 베르가모트 2dr

- 향기 목욕(족욕): 라벤더 2dr, 네롤리 2dr, 베르가모트 4dr / 페티그레인 2dr, 베르가모트 4dr, 베티버 2dr

- 향기 디퓨저: 디퓨저베이스 70ml, 에센셜오일 30ml-총100ml(7:3 비율의 블랜딩), 바질 3ml. 로즈메리 9ml, 페퍼민트 3ml, 제라늄 15ml-총 30ml

결과 ➡ 쌍둥이 수험생을 둔 엄마가 찾아와서 블랜딩을 부탁하였는데 수험생들의 피로를 풀고 숙면을 돕는 아로마 족욕과 마사지로 수험생들도 흡족해했고 만족한 결과를 얻었다고 한다.

4. 노인을 위한 아로마

건강은 건강할 때 지켜야 한다. 40대 중후반이 넘어 50대가 가까워지면서 인체 각 기관의 기능이 급격히 떨어지게 된다. 특히 운동 기능, 소화 기능, 연결조직들의 기능이 저하되고, 모발의 영양부족, 피부 탄력도 급격하게 떨어지게 된다. 호르몬의 변화는 기억력 감퇴를 가져오고 정신적 변화와 감정의 변화까지 가져온다. 아로마테라피 향기 요법을 생활화한다면 다가올 노년을 건강하게 즐기며 삶의 질을 높일 수 있다. 호흡기질환, 치매 예방, 피부 노화, 가려움증, 노인 냄새에 도움이 되는 오일을 알아보자.

🌸 일랑일랑 Ylang Ylang
학명: *Cananga Odorata*

이국적인 일랑일랑의 향은 유명한 향수 '샤넬 5'의 베이스 향으로도 유명한 관능적인 향이다. 주성분은 세스키테르펜류인 게르마크랜D(15~30%), 카리오필렌, 파르네센, 에스테르류 초산게라닐(5~15%), 리나롤, 메틸에테르 등 다양하다. 일랑일랑은 증류 과정에 따라 가장 먼저 증류되어 나온 오일을 '엑스트라'로 부르며 최상품으로 손꼽는다. 그다음을 퍼스트, 세컨드, 써드로 분류한다. 두피와 모발에 영양을 주고 피지 분비 조절작용을 하며, 가슴 볼륨 확대, 성적 불감증 문제에 특히 효과적이다. 심계항진, 혈압 강하, 간질 발작치료, 우울 등에 유용하다. 일랑일랑은 향의 강도가 진하기에 소량의 블랜딩을 권한다.

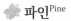 **파인**Pine

학명: *Pinus sylvestris*

소나무의 뾰족한 잎에서 추출했다 하여 파인니들오일이라 하며 잣나무오일과 향이 같다. 북한산의 청정지역 파인니들오일은 혈액순환에 아주 탁월한 효능으로 유명하다. 파인의 주성분은 모노테르펜류 α-피넨(25~60%), β-피넨(10~20%), 리모넨(10~25%), 테르피노렌(5~10%), 밀센(5~10%)으로 오래된 만성질환, 만성기관지염, 폐기관지염, 혈액순환, 림프순환에 탁월하다. 진통, 진정, 정신 고양에 도움을 준다. 심신 강화, 면역력 강화, 거담, 항염, 항균, 항바이러스, 파인의 맑고 상쾌한 향은 마치 숲속 한가운데 서서 숨 쉬는 느낌을 준다.

1) 치매 예방 & 호흡기질환

인간에게 있어 가장 무서운 질병은 치매일 것이다. 치매를 앓는 본인은 물론 가족들에게도 긴장과 고통으로 이어진다. 현재까지 치매 치료제는 없어 예방과 조기발견이 매우 중요하다. 치매는 우울증과 상관관계가 매우 높은데 치매 환자의 40%가 우울증을 앓고 있다는 보고가 있다. 70대 노인들의 25% 이상이 우울증을 겪고 있는 것이 현실이다. 아로마가 치매를 완치할 수는 없으나 우울증, 불안증에 아로마 향기 요법은 매우 효과적이므로 치매 예방에도 힘을 발휘한다. 또 노인 중증환자들의 사망원인 중 3위가 폐렴이다. 호흡기에 좋은 항염, 항균, 항바이러스, 면역에 도움이 되는 에센셜오일을 늘 가까이하는 것은 호흡기질환에 매우 유용하다.

노약자의 블랜딩은 아로마 에센셜오일을 일반인의 절반으로 줄인 1.5% 블랜딩을 원칙으로 하며, 경우에 따라 국소부위에 5% 이상 사용할 수 있다. 항산화 효과가 좋고 비타민 함량이 높은 로즈힙, 아르간, 스위트 아몬드, 달맞이꽃 종자유, 호호바오일 등의 캐리어오일을 블랜딩해 보자.

호흡기질환인 폐, 호흡을 강화하고 치매를 예방, 이완할 수 있는 향기 요법을 알아보자.

(1) 향기 호흡(머그): 숲 향기로 호흡과 이완 / 뇌 기능 강화

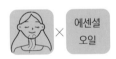

머그의 따뜻한 수증기 향기를 3~5분 정도 기분전환이 되도록 충분히 들이마신다.

호흡기: 티트리 1dr, 파인 1dr, 페퍼민트 1dr / **치매 예방:** 바질 1dr, 레몬 2dr

(2) 향기 호흡(램프): 충분한 향기 호흡 쉼 그리고 여유

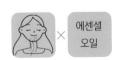

도자기 램프에 따끈한 물을 3분의 2정도 붓고, 에센셜오일 5dr을 떨어뜨린다.

호흡기: 유칼립투스 1dr, 레몬 2dr, 로즈메리 1dr, 페퍼민트 1dr

치매: 레몬 2dr, 로즈메리 2dr, 로먼 캐모마일 1dr

(3) 향기 마사지: 천천히 부드럽게 편안하게

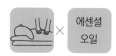

에센셜오일을 바르고 천천히 부드럽게 마사지를 하면 순환에 아주 효과적이다.

호흡기: 프랑킨센스 3dr, 베티버 1dr, 팔마로사 3dr, 미르 2dr, 달맞이꽃 종자유 30g

치매: 프랑킨센스 2dr, 로먼 캐모마일 2dr, 팔마로사 2dr, 로즈메리 3dr, 달맞이꽃 종자유 30g

(4) 향기 호흡(디퓨저 100㎖): 디퓨저베이스 80ml, 아로마 20ml / 디퓨저베이스 75ml, 아로마 25ml

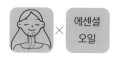

호흡기: 유칼립투스 4㎖, 파인 8㎖, 로즈메리 4㎖, 페퍼민트 4㎖ / 파인 7㎖, 티트리 3㎖, 유칼립투스 3㎖, 사이프러스 7㎖

치매: 레몬 10㎖, 베르가모트 5㎖, 네롤리 5㎖, 로먼 캐모마일 5㎖ / 로먼 캐모마일 10㎖, 오렌지 9㎖, 클로브 5㎖, 시나몬 1㎖

2) 피부 노화, 가려움증

　나이가 들면서 피부 재생속도가 늦어지고 진피층의 엘라스틴과 콜라겐의 함량이 줄어들면서 촘촘한 그물망이 느슨해져 주름이 늘어난다. 수분 보유량의 감소로 인해 주름지고 건조해지면서 피부는 가려워진다. 충분한 영양섭취 외에 피부 세포재생에 탁월하고 수분을 공급할 수 있는 라벤더, 팔마로사, 로즈우드오일을 사용하면 효과적이다. 성경에 나오는 유향과 몰약의 아로마오일이 방부에 좋은 용도로 수천 년이 지나도록 이집트의 미라에 사용된 기록이 있듯 늙지 않는 얼굴을 만드는 데 일조할 방부제 역할에 프랑킨센스오일과 미르오일이 효과적이다.

　(1) 얼굴, 온몸에 마사지오일을 꾸준히 바르기: 보습과 더불어 가려움증에서 해방될 수 있다.

피부 노화: 프랑킨센스 3dr, 미르 3dr, 제라늄 3dr, 캐럿 시드 30g / 샌들우드 3dr, 미르 3dr, 로즈우드 3dr, 아르간 30g

가려움증: 라벤더 8dr, 저먼 캐모마일 7dr, 페퍼민트 5dr, 팔마로사 10dr, 스쿠알렌 5g, 카렌듈라 30g, 스위트 아몬드 65g(1.5%)

　(2) 라벤더워터 얼굴 팩: 일주일에 한두 번이 적당하다. 자주 하면 유분을 너무 뺏겨 오히려 피부가 건조해진다.

추천 오일: 클레이 50g, 라벤더워터 30g, 꿀 10g, 라벤더 1dr, 제라늄 1dr, 로즈우드 1dr

3) 노인 냄새

어린 시절 기억을 떠올려보면 할머니, 할아버지 방에는 말로 설명하기 모호한 냄새가 있었다. 나이가 들어 노년에 들어서면 깔끔하고 청결한 사람이라 해도 특유의 냄새가 난다. 세월을 거스를 수 없듯이 노인이 되면 체내에서 '노닌알데하이드'라는 물질이 분비되면서 소위 '노인 냄새'가 난다. 날마다 속옷을 갈아입고, 청결을 유지하며 아로마 향수를 생활화하는 것도 큰 도움이 된다.

(1) **향기 바르기**: 몸에서 기분 좋은 향이 솔솔

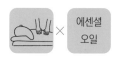

롤온을 수시로 손목, 관자놀이, 목선에 돌려가며 바르면 기분도 좋아지고 몸에서 좋은 향기가 난다.

추천 오일: 만다린 20dr, 네롤리 10dr, 페티그레인 10dr / 로즈우드 10dr, 로즈 10dr, 팔마로사 20dr / 호호바오일10g

(2) **향기 마사지**: 천천히 부드럽게 편안하게 마사지(12dr/ 30g, 2% 블랜딩)

에센셜오일을 오일을 바르고 천천히 부드럽게 마사지를 하면 순환

에 아주 효과적이다.

추천 오일: 프랑킨센스 4dr, 제라늄 4dr, 팔마로사 4dr, 달맞이꽃 종자유 30g / 프랑킨센스 4dr, 팔마로사 4dr, 로즈 4dr, 달맞이꽃 종자유 30g

---

임상 아로마테라피 　노인 케어

피부 건조가 일어나면서 가려움증과 냄새의 고민을 털어놓은 어르신께 가려움증에 탁월한 γ-리놀렌산 성분이 풍부한 달맞이꽃 종자유와 피부염증에 좋은 저먼 캐모마일을 처방했다.

아로마 처방: 아로마오일 바르기와 마사지 / 향기 목욕 / 향기 호흡
블랜딩오일: 라벤더 10dr, 네롤리 10dr, 저먼 캐모마일 10dr-총 30dr / 달맞이꽃 종자유 50g(1.5%)

- 향기 마사지: 발바닥부터 허벅지까지 블랜딩오일을 바르고 부드럽게 쓸어주며 둥글게 원을 그리듯 림프 방향으로 자가 마사지함.
- 향기 호흡(램프): 라벤더 2dr, 네롤리 1dr, 만다린 2dr
- 향기 족욕, 목욕: 네롤리 3dr, 저먼 캐모마일 3dr / 저먼 캐모마일 3dr 페티그레인 3dr / 프랑킨센스 3dr, 저먼 캐모마일 3dr

결과 ➡ 나이가 들면서 피부는 수분이 줄고 건조하여 각질이 일어나기 쉬우며 가려움까지 동반하기도 한다. 피부는 보습이 생명이다. 향기롭고 영양이 풍부한 오일을 날마다 바르고 목욕하여 노인 냄새도 잡아주고 가려움은 덤으로 사라졌다.

---

5. 호스피스 병동, 말기 환자를 위한 아로마

   생의 시작이 있다면 마지막이 있다. 환자의 삶 끝자락에 서서 마지막으로 행할 수 있는 선물 중 하나가 아로마테라피가 아닐까 한다. 향기 요법은 통증을 없애는 방법을 넘어서 심리적, 영적인 테라피로 환자 본인은 물론 남은 가족들의 마음도 다스린다. 죽음을 눈앞에 둔 환자와 사랑하는 가족을 보내야 하는 현실을 받아들여야 한다. 그 준비를 하는 가족들의 아픔은 말로 표현할 수 없을 것이다. 환자 자신이 좋아하는 향을 선택하여 최대한 편안하고 평온하게 아름다운 마무리를 할 수 있도록 도울 수 있다. 평온과 위로를 주는 오일을 살펴보자.

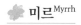 미르^{Myrrh}   학명: *Commiphora myrrha*

   아기 예수 탄생 축하를 위한 동방박사의 선물 중 하나가 미르(몰약)다. 미르나무의 수피를 칼로 베어 자국을 만들면 나무의 진이 나온다. 흘러나온 진은 공기와 맞닿으면서 굳어 딱딱한 고체덩어리로 변한다. 이것을 물 증류 또는 수증기 증류, CO_2의 다양한 방법으로 향을 추출한다. 주성분은 세스키테르펜 탄화수소류인 린데스트랜(20~40%), 쿠르제랜, 푸라노에우데스마디엔(20~40%) 등 다양하다. 병원의 소독 냄새 같기도 하고, 약간 쓴맛이 나는 미르 에센셜오일의

역할은 자신의 모습과 닮았다. 미르는 특히 사람을 치유하는 데 탁월한 효능이 있다. 잇몸, 구강질환, 폐, 자궁의 치료 효과가 높으며 면역기능 강화, 항염, 항균, 항바이러스, 피부 수렴, 상처 치료, 세포 재생에 유용하다.

🌸 베티버 Vetiver

학명: *Vetiveria zizanioides*

열대지역에서 자라는 베티버는 뿌리는 2~5m 이상까지 자라며 돗자리, 발, 광주리 같은 것을 짜기도 하며, 뿌리 자체가 길어 장마로 벽 또는 둑이 무너지는 것을 방지하기 위해서 UN구호 활동으로 베티버를 심기도 한다. 말린 뿌리를 수증기 증류로 추출하며 평온의 오일이라 불릴 만큼 향이 깊고 편안한 쉼을 느끼게 해 준다. 주성분인 세스키테르페놀 알코올류 베티버롤(50~70%)은 신경안정, 스트레스, 불면, 불안, 우울, 감정소진을 줄여 주며 피로회복과 호르몬조절, 항균, 항바이러스, 면역강화, 방충작용 등에 유용하다.

1) 말기 환자를 위한 아로마

향기 호흡, 램프 확산, 마사지오일, 로션, 겔, 스프레이, 연고를 사용할 수 있다. 기분전환으로 스프레이나 향기 발향을 하는 램프 확산을 사용할 수 있고, 신경 말단까지 혈액순환이 잘 안 되어 건조한 손발에 블랜딩오일을 바르고 마사지를 할 수도 있다. 가벼운 냉습포, 온습포 찜질도 아주 좋은 방법이 된다. 향기 롤온으로 수시로 기분을 전환시키는 것 또한 효과적이다.

호스피스 환자를 위해서 온몸을 림프 방향을 따라 아주 천천히 가벼운 림프마사지를 한다. 간단히 손쉽게 할 수 있는 건식 호흡 또는 램프 발향 호흡과 손 마사지 또는 발 마사지가 부담스럽지 않고 효과적이다. 아래에 제시된 블랜딩을 참고하여 목적에 맞게 아로마테라피를 해보자.

(1) 평온을 위한 블랜딩(2%)

추천 오일: 일랑일랑 2dr, 로즈우드 4dr, 제라늄 4dr, 베티버 2dr, 스위트 아몬드오일 30g

(2) 우울, 불안을 위한 블랜딩(2%)

추천 오일: 로즈 4dr, 만다린 4dr, 라벤더 4dr / 베르가모트 4dr, 네롤리 4dr, 로즈우드 4dr, 호호바오일 30g

(3) 위로를 위한 블랜딩(2%)

추천 오일: 로먼 캐모마일 2dr, 만다린 5dr, 라벤더 3dr, 일랑일랑 2dr, 호호바오일 30g / 파인 4dr, 사이프러스 4dr, 주니퍼 3dr, 베티버 1dr, 호호바오일 30g

(4) 통증 완화를 위한 블랜딩(5%)

추천 오일: 마조람 4dr, 페퍼민트 5dr, 프랑킨센스 7dr, 미르 3dr, 윈터그린

5dr, 레몬그라스 6dr, 달맞이꽃 종자유 30g

(5) 기분전환을 위한 스프레이 / 롤온

스프레이: 로즈 플로럴워터 100g, 유칼립투스 5dr, 티트리 4dr, 페퍼민트 2dr, 파인 4dr

롤온: 호호바오일 10g, 만다린 6dr, 로즈 3dr, 로즈우드 7dr, 제라늄 4dr

(6) 영적 지지를 위한 블랜딩 / 향기 족욕(8~10dr), 향기 목욕 (15~20dr), 향기 호흡(램프): 5~8dr

추천 오일: 라벤더 7dr, 베티버 2dr, 로먼 캐모마일 6dr / 로즈 3dr, 만다린 10dr, 베티버 2dr / 미르 3dr, 프랑킨센스 4dr, 베르가모트 8dr

제4장

일상생활 향기 요법

1. 향기 솔솔 아로마에 빠진 요리

우리가 먹는 음식에는 늘 허브Herb가 함께한다. 오래전부터 후추 등 향신료가 너무 귀해서 화폐가치의 수단이 되기도 했고, 16~17세기 향신료 전쟁이 일어나기도 했다. 향신료 종류는 매우 다양하며 현재 사용하고 있는 향신료 외에 다른 형태의 아로마 에센셜오일도 향신료로 사용할 수 있다. 바질, 레몬그라스, 클로브, 시나몬, 블랙 페퍼, 펜넬, 코리안더, 주니퍼, 클라리 세이지, 월계수, 진저, 넛맥, 레몬, 오렌지, 페퍼민트오일 등 매우 많은 오일이 있다. 간단한 차와 음료에서부터 요리에 첨가하면 깊은 풍미를 자아내기에 아로마오일은 훌륭한 향신료가 된다. 안전하게 식용으로 먹을 수 있도록 식품의약품안전처에 등록이 된 제품을 사용하도록 한다. 단 위가 약하거나 향기와 식품 알레르기가 있는지 확인한 후 극소량의 첨가를 권한다.

차, 음료, 술, 청, 드레싱, 고기 요리, 생선 요리, 수프, 나물, 밥, 피자, 파스타, 요거트, 빵, 달걀프라이에 첨가할 수 있는 오일에는 어떤 것이 있는지 알아보자.

🌸 블랙 페퍼Black Pepper　　　　　학명: *Piper nigrum*

후추 열매를 익지 않았을 때 따서 말린 후 수증기 증류법으로 추출한 블랙 페퍼의 주성분은 세스키테르펜류인 β-카리오필렌(20~40%),

모노테르펜류 리모넨(10~20%) 등으로 순환의 기능을 도와 정체, 울체된 체액을 순환시키며 위 점막을 보호하여 위 기능을 강화한다. 스파이시한 블랙 페퍼는 몸을 따뜻하게 하고 근육통 완화기능과 장 연동운동을 촉진하여 변비에 탁월하다. 소화기능, 근육통, 신체기능 활성, 면역, 림프순환, 체액 순환, 항균, 항바이러스 등에 유용하다.

🌸 클로브Clove
학명: *Eugenia caryophyllata*

'정향'이라고 불리는 클로브는 피지 않은 꽃의 봉오리를 말려 수증기 증류로 추출한다. 주성분은 페놀류인 유게놀 성분(70~85%), 에스테르류인 초산유게놀, 세스키테르펜류인 β-카리오필렌, 옥사이드류인 카리오필렌 옥사이드로 구성되어 강력한 진통, 소독, 항균, 면역, 치통, 치주염, 치아 신경을 마취시키는 효과, 충치 치료에 탁월한 효과를 지닌다. 신경 강화, 면역기능, 혈압상승, 피로 해소, 소화, 변비, 설사, 장내 가스, 항염, 항바이러스, 항진균에 효과적이다.

1) 아로마에 빠진 요리

아로마 에센셜오일은 모두 약용식물 허브에서 추출하고 있다. 아보카도와 올리브, 코코넛오일은 음식에 널리 쓰이고 있는 오일이다. 또 후추와 겨자, 월계수, 시나몬, 바질, 로즈메리, 넛맥 등도 친숙하게 사용하는 향신료이다. 실생활에서 오일을 향신료로 활용하면 요리의 풍미가 깊어진다. 아로마를 간단한 차와 음료로 시작한 뒤 나아가 요리에 응용해보면 그 재미가 쏠쏠하다. 에센셜오일은 매우 농축되어 있기에 절대 과다한 양을 넣지 않도록 주의한다.

(1) 차와 음료, 과자, 빵 반죽: 오렌지, 레몬, 페퍼민트, 라임, 자몽, 시나몬, 멜리사, 바질시드

① 오일 1~2dr에 꿀을 1T 섞은 후 따뜻한 물을 부어 마신다.

② 페퍼민트는 2리터 PT병에 2~3dr을 섞어 시원하게 마시면 좋다. 다이어트 음료로 레몬과 페퍼민트를 함께 마시면 더욱 효과적이다.

(2) 청, 잼: 오렌지, 레몬, 라임, 자몽, 유자, 매실(소량의 잼, 온도가 식으면 레몬오일 5~10dr)

① 청을 물에 타서 마실 때 오일 1dr을 첨가해서 마시면 향기가 더욱 좋다.

② 꿀이나 설탕에 오래 재워두면 오일의 성분이 화학반응으로 향이 변해 쓴맛이 날 수 있으니 마실 때 바로 섞는 것을 추천한다.

(3) 드레싱, 요거트: 레몬, 오렌지, 레몬그라스, 마조람, 클로브, 넛맥, 멜리사, 바질, 머스터드 등

① 노란 머스터드 소스처럼 마요네즈에 1dr을 섞으면 소스 향의 풍미가 깊어진다.

② 원하는 기본 레시피에 1~2dr 톡톡 떨어뜨려서 충분히 섞어준

다음 특별한 소스를 만들어 보자.

(4) 고기, 생선, 조개요리: 블랙 페퍼, 로즈메리, 코리안더, 클로브, 진저, 넛맥, 갈릭 등

① 돼지고기 수육을 할 때 고기의 누린내를 잡기 위해 월계수 잎을 넣는다. 고기 요리할 때 원하는 오일을 넣고 고기가 다 삶아졌을 때 한 방울 더 넣으면 풍미가 깊고 고기가 더 맛있어진다. 오일은 취향에 따라 선택하는데 고기 1근(600g)에 1dr 정도가 적당하다.

② 불고기를 잴 때 로즈메리, 오레가노, 마조람, 블랙 페퍼 등을 넣어주면 육질이 부드럽고 향이 깊고 고기의 잡냄새를 잡을 수 있다.

(5) 허브 삼겹살 구이: 편백, 로즈메리 등

① 목살이나 삼겹살 구이를 할 때 편백이나 로즈메리 잎을 프라이팬에 깔고 구우면 향과 맛이 깊어진다.

② 고기 굽기 전 1근에 1dr 정도 떨어뜨려 고기를 재워둔 다음 굽는 것도 좋은 방법이다.

(6) 허브 토마토 스크램블: 코리안더, 머스터드 등

토마토를 올리브유에 볶다가 달걀물에 코리안더 1dr 떨어뜨리고 스크램블을 하면 완성이다.

(7) 기타 음식이나 음료에 어울리는 오일

① **클라리세이지 1dr**: 맥주, 와인

② **블랙 머스터드**(겨자): 생선, 고기, 야채 드레싱(1~2dr)

③ **레몬그라스**: 똠양꿍(1~2dr)

④ **바질, 마조람**: 피자, 바질시드 음료(1dr)

⑤ **시나몬**: 수정과, 카푸치노, 약밥(1컵에 2dr)

⑥ **레몬**: 나물(1~2dr), 일반 밥(1컵에 2dr)

⑦ **레몬, 오렌지, 자몽**: 소주(병)-레몬 1~2dr / 막걸리(병)-오렌지 2dr / 맥주와 와인(병)-1~2dr / 오리엔탈드레싱 외 각종 드레싱에 1~3dr

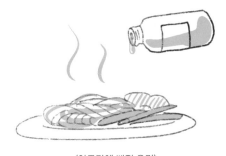

〈아로마에 빠진 요리〉

2. 향기 119 응급처치 아로마

 각 가정의 구급상자에는 소독약, 해열진통제, 타박상 연고, 상처에 바르는 연고, 밴드, 붕대, 가위 등이 있을 것이다. 향기 구급상자에 꼭 필요한 것을 담아 보자면 기본적으로 아로마 에센셜오일의 감초 격인 엄마오일 라벤더, 만능재주꾼 아빠오일 티트리, 아로마의 여왕인 로즈오일, 아로마의 왕 프랑킨센스, 치유의 미르오일, 소화에 좋은 페퍼민트오일, 상쾌한 분위기로 바꾸는 레몬과 오렌지오일, 캐리어오일로는 스위트 아몬드, 코코넛, 호호바오일 정도를 구비한다면 가족들 건강에 큰 도움이 된다.

 가정에 필요한 손소독제, 호흡기 오일, 소독약, 지혈, 화상, 타박상, 근육통, 치통, 중이염, 두통, 향기 치약, 가글, 치주염, 구내염에 도움이 되는 오일을 알아보자.

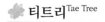 티트리 Tae Tree　　　　　학명: *Melaleuca alternifolia*

티트리는 항균에 매우 강력한 효과가 있고 그 외에도 효능이 많아 에센셜오일계의 아빠라고 불릴만한 오일이다. 주성분이 모노테르펜 알코올류인 테르펜4올(35~40%), γ-테르피넨, 1.8시네올 등으로 항염, 항균, 항진균, 항바이러스, 상처소독, 감염증 예방에 탁월하다. 곰팡이균, 여드름, 화농성 상처, 벌레 물려 가려움, 무좀, 각종 상처,

염증 소독에 효과적이며, 라벤더와 함께 사용하면 매우 유용하다.

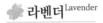 **라벤더**^{Lavender} 학명: *Lavandula angustifolia*

긴장을 완화하며 진정, 릴렉싱의 대명사로 불리는 반면 매우 다양한 효능을 가지고 있어 많은 증상에 사용되어 에센셜오일계의 엄마라고 할 수 있다. 주성분이 모노테르펜 알코올류인 리나롤(30~50%) 성분으로 강력한 이완과 진정, 에스테르류인 초산리나릴(40~45%) 등을 함유하여 화상 또는 상처의 치유, 염증 치유에 매우 탁월하다. 그외 진통, 항염, 항균, 항진균, 항바이러스, 우울과 자율신경조절, 혈압강하, 근육통증 완화작용을 한다. 아로마 에센셜오일 중에서 유일하게 티트리, 라벤더오일은 원액을 발라도 무방한 오일이다.

1) 아로마 119 응급처치

(1) 천연 손소독제 & 공간 스프레이: 스프레이 / 겔 타입(200ml/0.5%)
① 타임의 풍부한 티몰과 클로브의 강력한 유게놀은 전염 예방과 강력한 방부, 소독과 진통에 효과적이다.
② 스프레이 타입은 소독한 용기에 글리세린과 에센셜오일, 식물성 에탄올과 정제수를 넣어준다.
③ 겔 타입(펌프)은 소독한 용기에 카보폴프리젤 20g, 글리세린 5g, 에센셜오일을 넣고 섞은 다음 식물성 에탄올 170g을 넣어준다. 겔

타입 소독제를 만들 때 글리세린의 양이 많으면 끈적이는 느낌이 있어 소량을 넣도록 하며, 카보폴프리젤 대체제로는 알로에 겔을 원하는 점도만큼 넣는다. 오일은 취향에 따라 가감한다.

공통 재료: 식물성 에탄올 170g, 글리세린 5g, 에센셜오일 20dr / 스프레이 타입-정제수 25g. 겔 타입-카보폴프리젤 25g 또는 알로에 겔로 점도 맞춤

추천 오일: 타임 5dr, 클로브 5dr, 파인 5dr, 티트리 5dr / 타임 3dr, 클로브 3dr, 시나몬 1dr, 오렌지 13dr

(2) 천연 호흡기 오일(5ml, 100dr)

천연 에센셜오일은 일종의 안전기지 저지막이 되어 바이러스, 세균, 박테리아를 소독·살균하여 깨끗하고 안전한 공간, 건강한 호흡을 하도록 돕는다. 오일을 모두 섞은 다음 마스크에 1dr, 램프 발향에 5~10dr, 손바닥에 1dr 떨어뜨려 호흡한다.

추천 오일: 티트리 10dr, 라벤더 20dr, 타임 20dr, 유칼립투스 20dr, 페퍼민트 10dr, 사이프러스 20dr

(3) 소독약

소독약처럼 항염, 항균에 탁월한 기능을 가진 라벤더와 티트리오일로 아로마 소독약을 만들어 보자.

① 정제수 50g에 라벤더나 티트리 에센셜오일을 15~20dr 떨어뜨리고 에센셜오일과 정제수가 섞이도록 세차게 흔들어 상처에 붓거나 스프레이로 뿌려준다.

② 티트리, 라벤더오일(티트리50dr+라벤더50dr=100dr) 원액으로 소독약을 만든다. 블랜딩된 원액을 스포이드로 1~2dr 떨어뜨려 소독하는 방법이다. 한 가지 오일을 써도 무방하나 두 가지 오일을 사용하는 것이 훨씬 시너지가 높다. 상처소독용이라 올리브리퀴드를 첨가하지 않는다.

추천 오일: 티트리, 라벤더오일 원액, 두 가지 혼합 오일 원액 / 스프레이 50g(에센셜오일 15~20dr)

(4) 지혈

① 생선회에 곁들여 나오는 레몬 슬라이스는 단백질을 응고시키는 역할을 하고, 육질을 탱탱하고 단단하게 해 주며, 균을 예방하는 항균 효과가 있다. 사이프러스는 수렴 효과가 있으며 넘치는 것을 싫어하는 성질이 있어 지혈, 정맥류, 부종, 체액 배출에 효과 있는 오일이다.

② 지혈에는 국소적으로 원액 사용하기를 권한다. 피가 나는 부위 주변에 원액을 한 방울 떨어뜨려 바른 후 눌러준다.

추천 오일: 레몬, 사이프러스오일 원액(혼합하지 않았을 때는 한 방울씩)

(5) 화상

화상은 우선 화기를 빼주는 것이 관건이다. 빨갛게 자국이 생겼거나 물집이 생긴 가벼운 화상은 찬 얼음물로 상처를 식힌다.

① 상처 위에 라벤더 원액을 1~2dr 떨어뜨리면 좋다. 심한 화상

은 찬물로 화기를 식혀 병원 진료를 받는다. 통증을 동반한 화상은 화기를 빼주는 역할을 하는 멘톨 성분을 다량 함유한 페퍼민트 원액 한 방울을 바르면 따갑고 화끈거리는 통증이 줄어든다.

② 페퍼민트로 통증을 잡고 난 뒤 라벤더를 바르는 것은 매우 좋은 처치이다. 이때 국소적으로 오일은 원액으로 1dr 떨어뜨린다.

추천 오일: 라벤더 1dr, 페퍼민트 1dr

(6) 만능 상처치유 오일

상처를 소독하고 항균, 항염, 항바이러스, 세균 감염되는 것을 막아주는 오일, 상처에 잘 듣는 오일을 블랜딩하자.

① 칼에 베인 상처, 긁힌 상처, 넘어져서 생긴 타박상 등에 잘 듣는 만능 오일을 만들어 보자. 에센셜오일 중에 원액을 사용해도 되는 오일은 공식적으로 라벤더오일과 티트리오일 뿐이다.

② 소독한 공병에 라벤더 6ml, 티트리 4ml를 6:4로 섞어 상처 난 곳에 한 방울씩 떨어뜨리면 상처가 덧나지 않고 잘 아문다. 향이 괜찮다 싶으면 5:5로 섞어도 무방하다.

추천 오일: 라벤더, 티트리 에센셜오일의 원액 섞은 오일

(7) 상처 타박상 연고

① 타박상과 멍에 좋은 아르니카 캐리어오일과 세인트존스워트 캐리어오일을 섞어서 사용한다. 항염, 항균에 탁월한 라벤더, 티트리 오일과 헬리크리섬 에센셜오일도 타박상 또는 상처에 매우 효과적

이다.

② 캐리어오일이 한 종류밖에 없다면 한 가지만 사용해도 무방하다. 참고로 긁히고 찢어진 상처에는 카렌듈라 캐리어오일이 더욱 효과적이다.

추천 오일: 라벤더 10dr, 티트리 10dr, 헬리크리섬 10dr / 캐리어오일: 세인트존스워트 8g, 아르니카 8g, 캐럿 시드 8g, 밀랍 6g(p.58 참고)

(8) 근육통 롤온: 세인트존스워트, 아르니카, 카렌듈라 캐리어오일

통증에 매우 효과적인 세인트존스워트오일에 블랜딩하여 수시로 아픈 부위에 바른다.

약한 통증: 윈터그린 5dr, 레몬그라스 5dr, 페퍼민트 5dr, 타임 5dr, 클로브 5dr, 세인트존스워트오일 10g

강한 통증: 윈터그린 10dr, 레몬그라스 10dr, 페퍼민트 10dr, 유칼립투스 10dr, 타임 10dr, 세인트존스워트오일 10g

(9) 근육통 스프레이(50ml)

워터와 오일은 잘 섞이지 않아 오일과 물이 분리될 수 있다. 솔루빌라이저는 가용화제로 스프레이 분리를 막아준다. 로즈메리워터가 없다면 정제수를 사용하며, 솔루빌라이저가 없다면 사용하기 전에 세차게 흔든 다음 뿌리자.

추천 오일: 라벤더 10dr, 레몬그라스 10dr, 페퍼민트 15dr, 타임 15dr, 사이프러스 10dr-총 3ml, 식물성 에탄올 10g, 로즈메리워터 34g, 솔루빌라이저

3g(오일과 워터를 섞어주는 가용화제)

(10) 치통 & 중이염

클로브, 티트리오일 원액 한 방울을 솜에 떨어뜨려 아픈 치아에 물고 있도록 한다. 이것은 그야말로 구급 차원이다. 병원을 갈 수 없을 때 사용하는 방법일 뿐 치통은 병원 치료가 우선이다.

유아: 티트리, 라벤더오일 원액 1dr을 귀 주변에 바르거나 약하게 만든 롤온으로 치아 주변, 귀 주변 피부에 바른다.

성인: 달맞이꽃 종자유 30g, 클로브오일 20dr, 페퍼민트 20dr(롤온) / 13세 이하: 에센셜오일은 절반

(11) 구토와 멀미

화장지나 솜에 1dr을 떨어뜨려 호흡해 보자. 구토나 멀미가 잠잠해진다.

아이: 스피아민트 1dr

성인: 진저 1dr, 페퍼민트 1dr

(12) 두통

따뜻한 물을 받은 욕조에 입욕하여 천천히 호흡하면서 두통을 가라앉혀보자. 몸의 피로가 풀리면서 향기를 맡고 있으면 언제 머리가 아팠는지 모르게 통증이 사라진 것을 느낄 수 있다.

① **향기 목욕:** 신경계 안정과 두통 완화

블랜딩오일: 로먼 캐모마일 5dr, 마조람 5dr, 라벤더 5dr, 네롤리 5dr / 천일염 50g

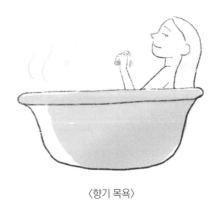

〈향기 목욕〉

② **향기 호흡:** 화장지, 머그, 램프 발향

관자놀이, 정수리, 뒷목에 1dr 바르고 향을 호흡한다. 화장지에 로먼 캐모마일 1dr, 마조람 1dr, 페퍼민트 1dr 떨어뜨려 호흡한다.

3. 반려동물 아로마테라피

동물의 후각은 사람과 비교할 수 없을 만큼 발달되어 있다. 동물에게도 아로마 에센셜오일은 큰 도움을 주지만, 향기에 무척 민감하므로 아로마 블랜딩할 때 희석농도를 지극히 약하게 해야 효과를 볼 수 있다. 피부 상처가 있을 때 목욕물에 0.1~0.5% 농도의 오일 1~2 방울을 떨어뜨려 목욕을 시킨다. 발만 담근 채 천천히 씻기도록 한다. 몸통이 작은 새끼 때는 더 민감하기에 오일을 절반인 0.05% 정도로 줄인다. 자연을 좋아하는 반려동물은 가벼운 그린향과 우드향 또는 꿀풀과 허브를 선호한다. 마조람, 세이지, 히솝, 라벤더, 로즈메리, 바질, 페퍼민트, 멜리사, 타임, 티트리, 유칼립투스, 페티그레인, 팔마로사, 파촐리, 만다린, 로즈우드 등의 오일을 추천한다. 특히 반려동물에게 가장 인기 있는 오일은 마조람 에센셜오일이다.

🍀 멜리사Melissa   학명: *Melissa officinalis*

레몬밤으로 불리는 멜리사는 벌이 좋아한다고 하여 '꿀벌Melissa' 이라는 말에서 유래했다. 예부터 강심제로 생명력의 힘을 북돋운다고 하여 만병통치약으로 불렸던 멜리사워터는 베네딕트 수도원에서 만들어졌다. 멜리사오일은 잎을 수증기 증류하여 얻는 양이 너무나 적어 로즈오일처럼 고가의 오일이다. 주성분은 알데히드류인 시트랄

(25~45%)과 세스키테르펜류인 β-카리오필렌(10~30%)으로 진통 효과, 강심작용, 알레르기에 효과가 매우 뛰어나다. 레몬 향처럼 멜리사의 상큼한 향은 우울함을 해소하기에 좋아 혈압 강하와 진정, 항우울작용에 뛰어나다. 감정을 가라앉히고 긴장을 완화하며 여성들의 생리통, 생리전 증후군 완화에도 매우 효과적이다. 특히 다이어트에 수많은 오일의 실험이 있었는데 블랜딩한 멜리사오일을 바른 2주 후의 결과로 지방을 녹여주고 셀룰라이트를 제거한 효과가 있다는 연구결과가 있다. 유의할 점으로 시트랄 성분은 효과는 뛰어나지만 항히스타민 작용이 있어 피부 자극을 유발할 수 있으므로 원액 사용과 3개월 이상 장기간 사용은 피하기를 권한다. 몸과 마음이 균형을 잃을 때 생기와 활력을 불어넣는 힘의 에너지를 지원한다.

페티그레인 Petitgrain
학명: *Citrus aurantium var. amara*

비터오렌지나무에서 꽃은 '네롤리', 열매는 '오렌지', 잎에서는 '페티그레인'의 세 가지 오일을 얻는다. 프랑스어로 작은Petit 곡식알갱이grain의 의미이며, 수증기 증류로 오일의 입자가 마치 작은 알갱이 같다고 해서 페티그레인이라는 이름이 붙여졌다. 페티그레인의 향은 잎에서 나는 풋풋함과 우아한 네롤리의 느낌이 함께 풍기는 독특함이 있다. 네롤리, 오렌지, 페티그레인 향을 블랜딩하면 매우 조화롭고 분위기 있는 향의 블랜딩이 된다. 페티그레인의 주성분은 에스테르류 리나릴(40~55%), 모노테르펜 알코올류 리나롤(20~30%)을 함유하여 우울증, 불안에 매우 효과적이다. 진정작용으로 자율신경조절,

부교감신경 강화, 피부미용, 피부 상처, 소화기 강화, 면역력 상승, 항균, 항바이러스 등에 유용하다.

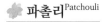 **파촐리**Patchouli

학명: *Pogostemon cablin*

파촐리는 잎을 따서 말린 다음 발효의 과정을 거쳐 수증기 증류로 추출한다. 인도의 카슈미르 지방에서는 파촐리를 방충제로 사용했으며, 특히 모피코트의 방충작용을 위해 많은 양의 파촐리를 사용하기도 했다. 주성분은 세스키테르펜 알코올류인 파촐롤(30~45%), α-불네센(5~25%), α-과이엔, α-파촐렌, β-파촐렌으로 동양의 오리엔탈적인 고혹하고 중후한 향의 파촐리는 파우더 분향이 은은하게 퍼진다. 진정, 최음, 혈액순환, 체액의 울체, 정맥 순환, 피부 수렴, 피부 재생, 항균, 항염, 항바이러스, 벌레퇴치, 방충 등의 작용을 한다. 포근한 흙냄새에서 은은한 분향까지 느끼게 해 주는 파촐리는 오리엔탈 향의 베이스 향으로 많이 쓰인다. 적은 양으로 향의 중심을 잡아주기에 1~2dr로 화장품, 향수의 매력적인 마무리로 쓰이며 만들어준다. 파촐리 에너지는 어지럽게 산재해 있는 일들을 퍼즐화 해서 조화롭게 통합하는 힘을 갖게 해 주며, 삶의 모든 영역을 즐길 수 있도록 돕는다.

(1) 반려동물 허브 캔들(200ml)

동물들은 자연 본연의 은은한 향을 좋아한다. 꿀풀과 허브, 마조람, 히솝, 멜리사, 세이지, 라벤더, 티트리오일을 이용하여 그린향 반

려동물 허브 캔들을 만들어 보자.(p.298 참고)

활용 재료: 소이왁스 200ml, 마조람오일 10dr(0.5%, 10dr)

(2) 반려동물 클레이(점토) 입욕제

추천 오일 각각의 목적에 맞게 피부 알레르기에는 항염 치료제인 저먼 캐모마일을, 분리불안에는 불안증 치료제인 마조람을 따뜻한 물에 점토 50g(3T)을 풀고 에센셜오일 1~2dr을 떨어뜨린 후 입욕시킨다. 반려동물의 상태와 증상에 따라 클레이 종류와 에센셜오일을 선택한다.

알레르기: 저먼 캐모마일 1dr, 라벤더 1dr

피부 건조: 로즈우드 1dr, 멜리사 1dr

피부 상처: 로먼 캐모마일 1dr, 티트리 1dr

분리불안: 마조람 1dr, 베르가모트 1dr

(3) 반려동물 힐링 마사지(50ml)

목욕 또는 산책 후 마사지오일을 손바닥에 조금 덜어내어 충분히 비벼주고 따뜻해지면 눈 주위를 피한 얼굴과 목 주변, 귀, 몸통, 발을 마사지해 준다.

추천 오일: 라벤더 2dr, 마조람 2dr, 티트리 1dr / 포도씨오일 25g, MCT오일 25g(유분감이 적고 빠른 흡수)

(4) 반려동물 만능 치유 스프레이(100ml)

동물에게 사용할 스프레이는 아주 약한 농도의 블랜딩(0.1~0.5%)을 한다.

① 스프레이 용기에 에탄올과 에센셜오일을 차례대로 넣은 후 정제수를 넣어 세차게 흔들어 사용한다.

② 동물 상처에 염증은 없애 주고, 균은 잡아주는 만능 스프레이를 상처에 수시로 뿌려 준다.

활용 재료: 라벤더 2dr, 티트리 2dr, 로먼 캐모마일 3dr / 식물성 에탄올 40g, 정제수 59g, 나프리 1g(0.1%=2dr/ 0.5%=10dr)

(5) 반려동물 상처 보습 연고(100g)

얼굴이나 발바닥, 몸통 등 상처가 난 곳에 발라주면 보습효과도 뛰어나다.

활용 재료: 티트리 2dr, 라벤더 2dr, 저먼 캐모마일 3dr, 밀랍 20g, 카렌듈라 오일 60g, 시어버터 20g(p.58 참고)

(6) 반려동물 발바닥 크림(100ml)

특히 여름철이면 지면의 온도가 매우 뜨겁다. 산책 다녀온 후 시어버터가 듬뿍 들어간 발바닥 보습크림을 발라주면 촉촉하고 부드러운 발을 만들어 줄 수 있다.

활용 재료: 라벤더 2dr, 로즈우드 2dr, 티트리 2dr, 시어버터 50g, 밀랍 20g, 스위트 아몬드오일 30g

(7) 반려동물 샴푸(진드기, 피부 트러블, 알레르기 관리, 100ml)

동물에게 진드기나 벼룩 등이 있을 때, 발톱에 할퀸 피부 상처가
있을 때 향기 샴푸로 목욕 후 털을 잘 정리해 주자. 샴푸 시 캐리어오
일이 충분히 들어가므로 컨디셔너는 따로 하지 않아도 된다.

활용 재료: 무향 샴푸80g(티트리 2dr, 라벤더 1dr, 페퍼민트 1dr, 마조람 2dr,
카렌듈라 캐리어오일 20g 잘 섞는다.)

(8) 반려동물 페브리즈(100ml)

동물과 함께 살다 보면 아무리 청소를 한다고 해도 특유의 냄새가
나기 마련이다. 청소가 끝나고 마지막에 구석구석 냄새 제거 스프레
이를 뿌리면 청결한 위생관리에 향기까지 더할 수 있다.

① 식물성 에탄올에 에센셜오일을 떨어뜨린 후 정제수를 넣고 잘
섞어준다.

② 시중에 판매하는 동물용 냄새 제거제에 아로마오일을 섞어서
사용해도 된다.

활용 재료: 페퍼민트 2dr, 사이프러스 3dr, 레몬그라스 5dr, 식물성 에탄올
85g, 정제수 14g, 나프리 1g-총 100g

4. 청소와 세탁의 아로마

에센셜오일의 주성분으로 청소 효율을 높일 수 있다. 레몬과 오렌지오일의 시트르산, 리모넨 성분, 레몬그라스오일의 시트랄 성분, 티트리오일의 터피넨4올 성분, 페퍼민트오일의 멘톨 성분, 오레가노와 타임오일의 티몰 성분, 시나몬과 클로브오일의 유게놀 성분 등은 세균과 바이러스의 살균, 소독, 방부에 뛰어나고 세정효과가 탁월하여 세제로 사용하면 놀라운 효과를 볼 수 있다.

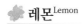 레몬^{Lemon}

학명: *Citrus limon*

시트르산^{citric acid}은 우리가 흔히 구연산이라 부르는 성분이다. 시트르산이 풍부한 레몬은 날음식의 신선도를 높여주며 단백질을 더 탄력 있게 만들기 때문에 생선회나 구이에 곁들여져 나온다. 레몬 껍질을 압착해서 얻는 상큼한 레몬오일은 주위를 정화하고 기분을 좋게 한다. 더불어 집중력을 높이고 기억력을 강화한다. 주성분은 모노테르펜류인 리모넨(60~70%), α-피넨(10~15%), γ-텔펜(5~10%) 등으로 공기 정화, 기분전환, 호흡기, 소화기, 면역기능 강화에 탁월하다. 정신 고양, 위 기능 강화, 정맥 순환, 해독, 다이어트, 우울과 스트레스 해소, 항균, 항바이러스, 구강 관리 등에 유용하다.

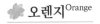 **오렌지**^{Orange}

오렌지는 껍질 벗기기가 어렵지만 맛은 너무나 달콤하다. 그 달콤한 맛처럼 향은 아늑하고 편안하며 행복감을 준다. 오렌지 껍질을 압착하여 얻는 오일의 주성분은 모노테르펜 탄화수소류인 리모넨(95~98%), α-피넨(2~5%), β-피넨(2~5%) 등으로 행복감 증진에 도움이 된다. 소화기, 위 기능 강화, 장내 가스, 냉증, 지성 피부, 모발 관리, 피지 분비조절, 피로 해소, 정신 고양, 불안과 우울 & 스트레스 해소, 항균, 항바이러스, 항경련 등에 유용하다.

1) 똑똑한 가정 도우미 아로마

악취 제거, 물때, 찌든 때 제거, 만능세제, 주방세제, 세탁세제, 화장실 디퓨저, 허브 파우치, 방충제, 차량용 페브리즈, 청소 스프레이로 알맞은 오일 사용법을 소개한다.

(1) 악취 킬러: 레몬그라스(150ml, 2%, 베이킹소다 & 레몬그라스오일)

악취가 나는 산성의 기름때 중화에 베이킹소다와 에센셜오일을 사용해보자. 베이킹소다는 탄산나트륨과 이산화탄소 성분의 친환경제로 시트랄 성분이 풍부한 레몬그라스오일과 궁합이 잘 맞는다.

① DIY 청소 스프레이를 뿌려주거나 베이킹소다 1~3T를 찌든 때 부위에 솔솔 뿌려놓고 스펀지로 닦으면 때가 빠진다. 베이킹소다를

3T를 뿌려준 다음 물을 뿌리면 이산화탄소가 발생하는 현상으로 뽀글뽀글 거품이 인다. 10분 후 뜨거운 물로 씻고, 키친 타올이나 행주에 레몬그라스오일 3~5dr 떨어뜨려 주변을 닦아 마무리한다.

② 청소 스프레이는 욕조, 변기, 씽크대 거름망, 세면대, 가스렌지 주변의 악취 제거, 찌든 때, 기름때에 아주 효과적이다. 단 나무 또는 알루미늄 재질은 연마되거나 변색이 되므로 주의해야 한다.

청소 스프레이: 베이킹소다 100g, 정제수 50g, 에탄올 50g, 레몬그라스 60dr(차례대로 섞는다.)

(2) 찌든 때 킬러: 레몬(구연산 & 레몬오일)

알칼리성 때를 중화시키는 식초와 구연산, 에센셜오일을 사용해보자. 냄비나 싱크대의 찌든 때, 욕실, 변기, 세탁조의 물때, 유아용품, 가습기, 커피포트 등을 세척할 때 안전하다.

① 감귤류는 산의 농도가 높다. 레몬은 리모넨이 풍부하여 공기청정에 효과적이며 시트르산이 풍부하여 찌든 때 제거에 유용하여 천연 청소제로 탁월하다. 베이킹소다를 넣으면 더 효과적이다.

② 대야에 따뜻한 물을 붓고 활용재료들을 섞은 다음, 때 묻은 곳에 뿌리거나 물속에 잠기도록 하여 10분 정도 방치해 놓으면 때가 분리되는 것을 볼 수 있다. 세탁조 물때 제거에도 효과가 있다.

활용 재료: 구연산 100g, 베이킹소다 100g, 식초 100g, 따뜻한 물 2리터, 레몬 20dr

(3) 아로마 만능세제: 시트러스 향을 이용한 만능세제(200ml, 2%)

소독한 펌프 용기에 아로마오일을 차례대로 넣고 솔루빌라이저를 넣어 섞은 다음 식물성 에탄올, 정제수, 코코베타인을 넣고 충분히 섞는다. 훌륭한 청소세제가 된다.

청소세제: 레몬 30dr, 레몬그라스 20dr, 오렌지 30dr, 솔루빌라이저 3g, 식물성 에탄올 40g, 정제수 53g, 코코베타인 100g(물비누)

(4) 아로마 항균 주방세제: 상큼한 레몬 주방세제(200ml, 2%)

펌핑 용기에 에센셜오일과 솔루빌라이저를 섞은 다음 액체비누 코코베타인을 섞으면 완성이다.

주방세제: 레몬 40dr, 그레이프프루트 40dr, 솔루빌라이저 4g, 글리세린 5g, 코코베타인 187g

(5) 아로마 세탁세제: 뽀송뽀송하고 향긋한 빨래

① 세탁조에 베이킹소다 100g을 넣은 후 개인의 취향에 따라 향을 선택하여 10~15dr 정도 떨어뜨려 세탁한다. 베이킹소다와 에센셜오일이 첨가되어 빨래가 더 잘되고 세제를 줄이는 효과까지 있다. (면 타월과 행주 세탁에는 에센셜오일 필수)

② 카바크롤, 티몰 성분이 풍부하여 항균, 소독, 살균력이 강한 오일로 오레가노와 타임을 추천한다. 1.8시네올이 풍부한 유칼립투스와 로즈메리, 멘톨이 우수한 페퍼민트와 스피아민트 중 취향에 맞는 오일을 선택하여 세탁한다.

③ 빨래 마지막 헹굼에 레몬 10~15dr 정도 떨어뜨려 상큼한 향기와 더불어 항균력과 소독력을 높인다.

(6) 화장실 디퓨저: 시나몬 디퓨저(100ml / 6:4)

디퓨저는 '디퓨저 베이스와 아로마오일의 합'이다. 에센셜오일양과 스틱의 개수에 따라 향의 강약이 조절되어 확산되므로 공간의 넓이, 계절, 개인의 취향에 따라 농도에 맞추어 블랜딩하면 된다.

참고로 시중에 판매되는 대부분의 제품은 5:5나 6:4의 농도이다.

디퓨저가 100ml일 경우 6:4 농도를 원할 때 디퓨저 원액 60g : 에센셜오일 총량 40g이 된다. 향이 부담스러우면 은은한 8:2도 괜찮다.

6 : 4 / 에센셜오일 40g(오렌지 30g, 시나몬 2g, 클로브 4g, 타임 4g)

8 : 2 / 에센셜오일 20g(오렌지 15g, 시나몬 1g, 클로브 2g, 타임 2g)

(7) 허브 파우치, 향기 방충제: 옷장, 신발장, 서랍, 차, 방안, 가방

① 허브 파우치: 허브 100g에 에탄올을 뿌려서 말린 다음, 허브에 오일을 섞고 파우치에 넣어 원하는 장소에 걸어둔다. 장미, 국화, 캐모마일 허브 등을 이용한다. 향의 강도는 오일 방울 수로 조절한다.

추천 오일: 오렌지 40dr, 일랑일랑 40dr, 로즈우드 40dr / 제라늄 40dr, 시더우드 40dr, 로즈우드 40dr

② 허브 스프레이(향기 방충제): 용기에 재료를 넣은 다음 충분히 섞는다. 벌레들이 싫어하는 향이므로 옷장이나 벌레가 출몰하는 주위 공간에 뿌려준다.

활용 재료: 식물성 에탄올 81g, 정제수 15g / 제라늄 40dr, 시더우드 30dr, 파촐리 10dr–총 80dr

③ 향기는 공기 중에 휘발하므로 청소 때마다 정기적으로 스프레이를 한다.(100g, 4%)

추천 오일: 시더우드, 시나몬, 제라늄, 타임, 클로브, 마조람, 파촐리, 로즈우드 등

(8) 차량용 페브리즈: 레몬 & 티트리 살균소독(100ml, 3~5%)

스프레이 용기에 에센셜오일과 솔루빌라이저를 섞은 다음 식물성 에탄올과 정제수를 넣고, 청소 마무리할 때 살짝 뿌려준다. 살균 소독과 동시에 공간 스프레이, 공기 정화 기능을 겸한다.

활용 재료: 레몬 20dr, 티트리 10dr, 사이프러스 20dr, 페퍼민트 10dr, 솔루빌라이저 3g , 식물성 에탄올 50g, 정제수 45g

(9) 청소 스프레이: 반짝반짝 광나는 세정(100ml, 4%)

스프레이 용기에 차례대로 섞은 다음 청소 시 구석구석 뿌려 닦아준다. 청소 전용 스프레이는 에탄올 양을 높여도 좋다.

활용 재료: 레몬 60dr, 레몬그라스 20dr, 식물성 에탄올 50g과 정제수 46g

(10) 다림질용 분무기(100ml, 3~5dr)

다림질할 때 분무기에 레몬, 페티그레인, 페퍼민트 아로마를 그때그때 몇 방울을 떨어뜨려 다려보자. 하루가 상쾌해진다.

제5장

생활의 향기 DIY,
우리 가족 건강은 내가 지킨다

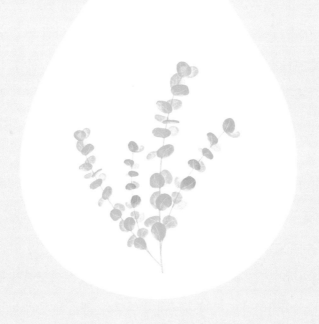

1. 천연 아로마테라피 DIY

고대 인도의 전통의학서 ≪아유르베다≫나 유럽의 자연치료요법에서는 약물 대신 아로마테라피 처방이 주된 치료였다. 아로마테라피는 보완 대체의학의 하나로 부작용이 없고 치료 예후도 좋아 많은 병원의 의사들이 이 요법을 활용하고 있다. 자연의 산물인 아로마 에센셜오일 향기를 바르고 마사지하고, 먹고 호흡하면 우리 몸을 균형 있는 건강한 상태로 되돌릴 수 있다.

주부는 자신과 가족들의 몸 건강을 위해 식재료를 구입할 때 유기농, 합성 감미료, 색소, 화학성분 등의 유무를 꼼꼼히 따져 보고 구입한다. 반면 피부에 사용되는 제품은 피부가 먹는 것이나 다름이 없는데 '1+1제품이어서, 향기가 좋아서, 특정 메이커니까, TV에 광고하니까'라는 이유로 구입하기도 한다. 현대는 정보의 홍수 시대이다. 안전한 제품, 합성 화학성분이 덜 사용된 천연제품을 사용할 권리를 찾아야 한다. 이런 의미에서 본다면 천연 아로마 DIY는 건강한 삶으로 가는 데 있어 이제는 예방의학의 한 부분이라 여겨진다.

지금부터라도 사랑하는 내 가족들을 위해 간단한 천연 아로마 DIY를 생활화하기를 권해본다. 스킨, 로션, 샴푸와 보디클렌저 또는 보디로션, 치약만이라도 바꿔보는 것이 어떨까. 건강한 몸과 마음을 가꾸는 것이 나에게 주는 최고의 선물이 아닐까 한다.

2. 뷰티 라인 아로마

1) 아로마테라피 DIY 전에 알아야 할 팁

(1) **화장품 유리 내열 용기**: 실온에서 온도를 유지하다가 갑자기 온도를 올리거나 차게 하면 깨질 수 있다. 갑작스러운 온도 변화가 있을 땐 조심히 다루어야 한다.

(2) **천연 아로마 화장품**: 도구와 용기를 소독한 후 사용해야 보존 기간을 늘려서 사용할 수 있다. 약국에서 파는 소독용 에탄올로 소독 후 물기를 말린다. 일반 에탄올은 합성 추출로 염증 치료제, 화장품 만들기에 부적합하다. 발효 추출로 순도 75%의 무수에탄올과 정제수의 혼합물인 식물성 에탄올을 반드시 사용해야 한다.

(3) **첨가제**: 많이 넣으면 화장이 밀릴 수 있어 되도록 양을 지키되 글리세린, 히아루론산 같은 보습제는 피부 타입에 따라 1~2g 가감할 수 있다. 그 양은 워터류를 조절해서 전체량을 맞추면 된다.

(4) **핫플레이트 사용**: 핫플레이트를 사용할 때는 너무 뜨겁지 않도록 불 조절을 약하게 한다. 중탕 냄비를 사용해서 내열해도 된다.

핫플레이트	오일류, 왁스류를 유화할 때 가열할 수 있는 도구
내열용 유리 비커	가열할 때 잘 깨지지 않는 용기로 갑자기 차갑거나 뜨겁게 하면 깨질 수도 있음.
전자저울(영점 저울)	원료 계량할 때, 첨가하고 또 새로운 재료를 첨가할 때 다시 0을 맞춤.
미니 블렌더	로션, 크림을 유화할 때, 재료 섞을 때 필요 / 비누는 비누용 블랜더 사용함.
온도계	수상층과 유상층을 섞을 때, 온도 체크하기 위해, 적정온도 체크 시 필요
시약 스푼	분말, 고체재료 소분할 때 씀. 양쪽의 큰 쪽은 1g이며, 작은 쪽은 0.1g
소독용 스프레이	화장품 용기 소독을 위해 알코올 70%가 가장 이상적인 함량이다.
실리콘 주걱	알뜰 주걱처럼 완성된 재료를 깔끔하게 담거나, 제품 제형을 확인할 때
pH 테스트 종이	화장품이 완성되면 pH 측정하는 도구/ pH 5.-약산성, pH 4.5~6.5- 일반 화장품
화장품 용기	롤온-구슬, 스프레이 용기, 펌핑 용기, 립밤 용기, 크림, 로션, 샴푸 용기 등

(5) 저울 대신 계량 스푼이나 계량컵을 사용: 워터류 100ml는 100g이다. 오일류 100ml는 90g, 식물성 에탄올 100ml는 약 79g, 에센셜오일 1ml는 20dr, 10ml의 1%는 2dr, 드로퍼는 아로마오일 병의 마개로 일정하게 한 방울씩 떨어지게 해야 한다.

(6) 정제수는 불순물 제로인 물(정수기 물 아님)**:** 화장품 재료의 에탄올은 식물성 에탄올을 말한다. 에탄올 함량이 높으면 세균막을 응고시켜 오히려 세균 속으로 침투를 못해 살균력이 떨어진다. 에탄올 함량(순도) 70%일 때 살균 효과가 가장 높다. 일반 에탄올은 소독제를 만드는 데 많이 사용된다. 알코올 함량 95%일 때 식물성 에탄올 74ml, 정제수 26ml를 섞어주면 비로소 70% 소독용 에탄올이 만들

어진다. 약국에서 파는 소독용 알코올(함량 83%)일 때는 에탄올 85ml, 정제수 15ml를 섞어주면 70% 함량의 에탄올이 된다. 청소, 소독제 등을 만들 때 적합하다.

2) DIY 필수 재료와 화장품의 간단 이해

화장품은 크게 워터류, 오일류, 첨가제로 나누어지며, 워터류는 수분을 더해주며 오일류는 보습과 영양분을 더해준다. 첨가제는 피부를 좀 더 관리할 수 있도록 보습과 탄력, 영양을 준다. 화장품에 들어가는 첨가제 중에 워터류와 오일류를 섞어주는 역할인 유화제와 제형의 묽고 되직함을 결정하는 점증제, 미백 기능이나 주름 개선을 완화할 수 있는 고기능성 첨가제, 재생 펩타이드, 천연보존제(방부제) 등의 성분이다.

(1) 플로럴워터(하이드로졸)

아로마 에센셜오일을 추출하는 과정에서 수증기 증류 시 오일을 추출하고 남는 수용성 물질이 플로럴워터이다. 플로럴워터 속에는 리터당 0.2ml 정도의 미량 에센셜오일이 용해되어 남는데 향의 특성이 그대로 살아 있다. 피부 신진대사를 촉진하고 pH가 균형적이며 피부 진정 효과가 뛰어나다. 자극이 없어 모든 피부 타입에 사용할 수 있어 화장품, 향수, 미스트, 샴푸, 보디클렌저 등의 제품으로 널리 사용된다. 화장품에 애용하는 인기 있는 워터는 특히 라벤더워터, 저먼 캐모마일워터, 로먼 캐모마일워터, 로즈메리워터, 로즈워터, 네롤리워터 등이 있다.(p.45~47 참고)

(2) 천연보존제(천연 방부제)

미생물에 대한 오염이나 부패를 막기 위해서 천연보존제 2~3가지를 섞어주면 화장품의 기능을 더욱 높일 수 있다. 천연재료로 만든 천연화장품은 비타민E(산화방지제), 나프리, 자몽 추출물 등의 천연보존제를 첨가하여 3~6개월 정도로 조금 더 오래 사용할 수 있도록 만들자. 천연보존제로 나프리, 나트로틱스, 자몽씨 추출물, 비타민E를 각각 총량의 1% 내외 첨가한다.

① 비타민E(천연 비타민E 1~5%)

대표적인 항산화 물질로 토코페롤이다. 천연 비타민E는 매우 되직한 농도라 스포이드 계량이 조금 불편하다. 사용량은 전체량의 1~5%, 항산화 기능으로 피부의 주름방지, 세포 재생 능력이 탁월하며, 산패를 막아주는 산화방지제로써 천연보존제 역할을 한다. 인공 비타민과 천연 비타민은 분명하게 구별하여 사용한다.

② 자몽씨 추출물(0.5~1%)

그레이프프루트의 씨앗에서 추출한 천연물질로 피부 트러블을 가라앉혀주는 기능이 있다. 항산화 물질로 천연보존제 역할을 한다. 연한 주황색을 띤 맑은 액체이며 총량의 0.5~1%를 사용한다.

③ 유로 나프리(나프리 1%)

천연 방부제로 초피나무 추출물과 할미꽃 추출물 그리고 어스니어 이끼의 3가지 복합물로 구성된 천연물질로 천연보존제, 방부의 목적으로 사용되며 총량의 1%를 사용한다.

④ 나트로틱스(2%)

녹차, 캐모마일, 자몽, 목련나무 껍질, 프로폴리스, 화이트윌로우 나무껍질, 나한백 나뭇가지의 7가지 추출물로 구성된 항세균, 항진균 효과가 높은 천연보존제로 방부의 목적이라면 총량의 2%를 사용한다.

(3) 유화제

물과 기름은 섞이지 않으므로 유화제는 이 둘을 섞어주는 작용을 한다. 향수 또는 화장품을 만들 때 물과 오일이 분리되지 않도록 워터류와 오일류를 섞어주는 역할이다. 유화제는 수용성과 지용성으로 나누며, 용량이 과다할 때 화장이 밀리는 경향이 있으니 사용량에 유의하자.

① 솔루빌라이저(수용성 유화제, 오일양과 동량 or 1%)

스킨, 워셔블 클렌징오일 등 워터 계열에 필요한 유화제이다. 피마자기름에서 추출한 물질로 에센셜오일양과 동일한 양 또는 총량의 1%를 사용한다. 사용하기에 순하며 가열이 필요 없어 상온에서 편리하게 바로 만들어 사용할 수 있는 장점이 있다.

② 올리브리퀴드(수용성 유화제, 1~5%)

올리브오일에서 추출한 물질로 워터 계열에 사용되는 유화제이다.

솔루빌라이저보다는 묽은 점도라 잘 섞이며, 보습력이 우수하며 자극이 거의 없어 액체상태의 향수, 스킨, 에센스 만들 때 편리하다.

③ 올리브 유화 왁스(지용성 유화제, 3~5%)

이름처럼 고체 왁스이다. 로션, 크림을 만들 때 사용되는 유화제이다. 올리브오일에서 추출한 물질로 전체량의 3~5%를 사용한다. 퍼짐성과 발림성이 우수하며 보습력도 뛰어나 건조한 피부, 민감성 피부, 아토피 피부용 제품을 만들 때도 유용하다.

④ 이멀싱 파잉왁스(지용성 유화제, 이왁스 5~10%)

로션이나 크림을 만들 때, 워터 계열과 오일 계열을 섞을 때 사용되는 유화제이다. 코코넛오일에서 추출한 물질로 유화가 잘 되며 밀랍보다는 사용감이 좋지만 다소 답답한 느낌을 줄 수 있어 다른 왁스와 함께 섞어 사용하면 가볍게 사용할 수 있다.

⑤ 밀랍(지용성 유화제, 비즈왁스)

천연 꿀벌의 집이 밀랍이다. 로션과 크림 등에 사용하며 주로 립밤, 부드러운 밤 만들기에 매우 좋다. 벌집을 녹여서 얻은 물질로 천연 밀랍은 연한 노랑색을 띠며 은은한 향이 있다. 촛농이 굳어진 상태를 연상하면 된다. 사용량은 제품마다 다르기에 제형에 맞는 레시피를 사용하면 된다.

⑥ 상온 유화제(유화 & 점도조절)-RMA / 해바라기상온유화제(Emulfeel SGP)

천연이라 하면서 무슨 상온 유화제냐고 할 수 있지만, 가열 필요 없이 아주 간단하게 쓸 때 유용하다. 에센스, 겔, 로션, 크림베이스를 만들 때 사용된다. 말 그대로 가열 필요 없이 상온에서 바로 사용할 수 있다. 상온 유화제의 사용량은 1~5dr의 적정량을 조금씩 넣어 원하는 유화 점도를 만들 수 있다.

(4) 점증제

EBS '화장품의 진실'이라는 방송이 화제가 되었던 내용을 보면 대한민국 여성이 사용하고 있는 기초화장품은 스킨, 에센스, 로션, 아이크림, 영양크림, 보습크림까지 5~6가지가 넘는다. 화장품 기본 재료에 워터 타입, 로션 타입, 에센스 타입, 크림 타입의 점증제로 무엇을 쓰는가에 따라 스킨이 되고, 로션, 에센스, 크림이 된다. 묽거나 되직하거나 점도의 차이를 만들어 줄 때 사용된다.

① **잰탄검**(로션, 크림 종류의 점도조절)

사탕수수에서 추출한 물질로 분말 형태이다. 물에 넣고 핫플레이트에 열탕하여 잘 녹여 사용해야 하는 것이 포인트이다. 크림이나 로션을 만들 때 발림성을 좋게 하려면 제일 마지막 과정에 필요량을 첨가하는 것이 좋다. 잘 녹지 않는 것이 단점이며 전체량의 1~5%를 사용한다.

② **하이셀**(스킨, 세럼 종류의 점도조절)

천연식물 셀룰로오스에서 추출한 물질로 분말 형태이며 점도 외에 피부 유연 효과가 있다.

③ **카보머**(0.1~2%)

카보폴이라고도 하며, 가열이 필요 없어 편리하다. 투명한 겔 제품을 만들 때 사용된다. 피부 자극이 없고 쉽게 점도가 일어나는 물질로 천연성분이 아닌 합성 검이다. 사용감은 좋으나, 산도가 높아 카보폴을 겔화할 때 알칼리 원료로 TEA(트리에탄올아민)을 써야 하며 만드는 시간과 수고로움이 필요하다.

④ 글루카메이트(샴푸와 보디워시, 각종 액상 세정제 /1~5%)

옥수수에서 추출하여 반투명한 고체 타입으로 점도가 있는 샴푸 등에 사용되며 피부 자극이 적은 점증제이면서 계면활성제이다. 60~70도 가열한 정제수에 잘 녹여서 사용하는 것이 포인트이다.

(5) 첨가물

피부는 보습과 화이트닝이 메인이다. 천연화장품을 만들 때 제품의 사용감과 기능을 높여주는 다양한 재료들이 있다. 꼭 필요한 최소한의 첨가물들은 다음과 같다. 주로 사용되는 안티에이징 미백 기능과 보습 기능의 에센셜오일로는 로즈우드, 네롤리, 팔마로사, 로즈, 라벤더, 일랑일랑, 오렌지, 만다린, 제라늄, 프랑킨센스오일 등을 사용해서 최상의 화장품을 만들 수 있다.

① 글리세린

팜오일, 식물성기름에서 추출하며, 천연보습제로 화장품, 비누, 샴푸, 클렌저 등에 다양하게 사용되며 피부를 매끄럽게 해 준다.

② 히아루론산

우리 피부의 진피층에 존재하는 물질로 세포에 영양과 수분을 공급, 건조함을 막아준다. 자신보다 백 배에서 천 배의 수분을 끌어당길 수 있는 강력한 보습 기능을 한다. 너무 많은 양의 사용은 오히려 피부에 당김을 더할 수 있다.

③ 베타글루칸

버섯에서 추출한 베타글루칸은 보습력이 강력한 항산화제이며 항균, 항염 기능, 피부보호, 보습, 진정 효과가 있다.

④ 세라마이드

천연보습인자로 보습, 항균, 항염, 상처 회복과 아토피 등의 피부 개선에 효과적이나 과다한 양은 화장을 뜨고 밀리게 한다.

⑤ 리피듀어

고분자 물질로 히아루론산보다도 높은 2배 이상의 우수한 보습력을 가지고 있으며 트러블 피부에도 효과적이다. 매우 적은 양으로도 큰 효과를 기대할 수 있는 첨가물이다.

⑥ 병풀 추출물

상처치유와 회복, 마데카솔 연고의 주성분으로 피부 회복력이 탁월하다. 순환을 촉진하고 안티 셀룰라이트 기능, 항염, 항균 기능이 있다. 강력한 회복을 원할 때 병풀 추출물을 30~50%까지 사용하기도 한다.

⑦ 비타민E(토코페롤)

피부 신진대사를 촉진하고 피부 깊숙이 보습을 강화하며 노화를 방지하고 주름 예방에 효과적이다. 강력한 항산화 기능으로 산패를 막아주는 산화방지제 역할까지 한다.

⑧ 실크아미노산

누에고치에서 얻는 천연아미노산으로 실크처럼 매끄러운 감촉을 주며, 피부의 구성성분과 유사하여 흡수가 잘되고 피부 면역력 증가, 영양, 재생, 보습, 유연 작용과 모발의 영양과 회복 등 유연 효과를 주어 화장품, 로션, 샴푸 등에 사용된다.

⑨ 알로에베라(겔, 가루 형태)

알로에 줄기 속에서 얻는 겔(젤) 타입과 가루 타입이 있다. 건성, 지성 피부를 중성화하며 보습, 진정, 피부재생, 화상, 벌레 물림, 알레르기 피부, 여드름 피부 등 보습크림에 사용된다.

⑩ 시어버터

카리테나무 열매에서 추출하며 강력한 보습이 필요할 때 사용되는 부드러운 고체 왁스 형태이다. 건성, 손상된 피부, 가려운 피부에 보습 기능, 피부를 부드럽게 해 준다.

⑪ 클레이(미용 흙)

화장품 마스크 팩, 스크럽제, 비누 등을 만들 때 사용되는 첨가제로 색소의 역할도 한다. 그린, 핑크, 옐로우, 화이트, 레드, 카올린 등의 종류가 있다.

⑫ 벌꿀

꿀은 천연유화제 역할로 에센셜오일을 복용할 때 차로 마실 수 있으며, 비타민을 함유한 천연보습제로 팩을 할 때나 목욕 시 사용한다.

⑬ 베이킹소다(중조)

식품, 공업품, 의약품에 많이 쓰이며, 식용 베이킹소다는 빵 반죽을 부풀릴 때도 사용되며, 청소 시 악취나 더러움 제거, 탄산을 발생시키는 바스붐을 만들어 쓸 때 거품을 발생시킨다.

⑭ **구연산**(산 조절)

피부 제품, 모발 제품의 산도 조절제로 사용된다. 중화제, 보존제로 쓰이며 바스붐을 만들 때도 주재료로 사용된다.

(6) 기능성 첨가물

시판되는 화장품을 보더라도 알 수 있듯이 기능성 화장품의 첨가물은 화장품의 핵심적인 역할로 제품의 시너지를 높이기 위해 사용되며, 미백 기능, 주름 개선 기능 등이 있다.

① 나이아신아마이드

피부톤을 깨끗하게 해 주어 모든 피부 타입에 쓰인다. 민감성, 지성, 여드름 피부의 피부 세포를 활성화하여 콜라겐 분비를 촉진, 노화 피부를 개선하는 안티에이징 효과와 피부의 보습효과, 미백효과에 매우 뛰어나다.

② 레티놀

진피층의 새로운 콜라겐을 촉진하여 오래된 각질을 제거하며 새로운 세포의 생성을 돕는다. 멜라닌 색소의 합성을 억제하고 색소침착을 완화하여 화이트닝의 기능으로 단점은 열에 약하여 자외선 차단제와 함께 사용하거나 나이트 제품으로 사용하기에 좋다.

③ 스쿠알렌

심해상어의 간을 정제하여 얻는 오일로 불포화 탄화수소이다. 피부와 친화력이 매우 높고 피부세포를 보호하며 산소공급을 원활하게 하여 세포의 증식을 돕는 데 효과적이다.

④ **아데노신**

진피층의 콜라겐을 합성하고 촉진하여 피부 탄력과 피부세포를 강화하여 주름 개선, 안티에이징의 우수한 기능성 첨가물이다.

⑤ **코엔자임Q10**

피부 탄력과 항산화 기능을 하고 노화 방지, 주름 예방, 기미, 잡티, 안티에이징에 매우 효과적이다. 수용성과 지용성으로 나뉘며 목적에 맞게 사용한다. 세포의 노화 방지로 안티에이징, 멜라닌 색소 억제기능으로 화이트닝에 우수하다.

(7) 피부재생 펩타이드

펩타이드는 주름방지 목적 안티에이징의 훌륭한 소재로 시대에 따라 콜라겐과 레티놀에 이어 펩타이드의 시대로 이어져 왔다. 펩타이드가 레티놀과 비타민C보다 주름 개선에 효과적이라는 논문이 발표되면서 주목하기 시작했다. 펩타이드는 단백질 구성요소로 아미노산이 두 개 이상 결합된 형태이다. 인간에게 단백질은 필수 영양소로 손톱, 발톱, 머리카락, 모든 피부와 장기의 구성요소이며, 세포, 효소, 항체, 호르몬의 기본 구성성분이다. 펩타이드는 주름을 개선하고 세포의 재생력이 뛰어나며, 체내 구성물질인 아미노산으로 분해되어 매우 안정적으로 다량을 사용해도 인체에 무해하다. 친수성으로 특히 피부 보습효과가 탁월하며, 펩타이드의 기능에 따라 사용하면 유용하다.

① **디펩타이드**: 세포활성, 활성산소 억제 기능

② **코퍼펩타이드**: 세포조직의 치유, 염증 방지, 노화 방지 기능

③ **테트라펩타이드**: 세포분열 촉진기능, 세포벽 강화 기능

④ **팬타펩타이드**: 엘라스틴과 콜라겐의 생성을 촉진하여 주름 개선 기능

⑤ **헥사펩타이드**: 주름 개선, 탄력 재생, 상처치유, 안면근육 이완, 신경 물질 차단기

⑥ **옥타펩타이드**: 엘라스틴과 콜라겐의 생성 촉진으로 주름 개선과 진피층 보호 기능

⑦ **올리고펩타이드**: 세포생성 촉진, 피부조직 치유 기능

3) 클렌징라인: 클렌징오일, 폼 클렌저, 스크럽, 팩

화장품은 워터류, 첨가물, 유화제, 오일류, 보존제 등의 레시피에 있는 재료 이외에 대체제를 활용하고 응용하여 만들 수 있다.

(1) 클렌징라인: 레몬오일로 뽀드득 완벽 세안

화장을 지우지 못한 다음 날은 어김없이 뾰루지가 올라오고 얼굴이 푸석푸석하다. 색조 화장이나 아이라인 등은 가벼운 비누 세안만으로 100% 완벽한 클렌징을 기대할 수는 없다. 캐리어오일로 가볍고 부드럽게 지울 수 있는 클렌징오일(100㎖)을 만들어 보자.

① **워셔블 클렌징오일 만들기**(100㎖): 소독한 공병에 솔루빌라이저

10g을 계량하고 레몬오일 40dr을 충분히 섞은 후 스위트 아몬드오일 87g과 비타민E 1g을 넣고 잘 섞는다.

② 완성된 상큼한 레몬워셔블 클렌징오일을 손바닥에 조금 덜어내어 얼굴에 바르고 부드럽게 마사지한 다음, 물을 조금 묻혀 손으로 얼굴을 마사지하면 쌀뜨물처럼 하얀 물이 뚝뚝 흘러내린다. 미온수로 세안하며 립스틱은 필히 먼저 닦은 후 클렌징오일을 바르도록 하자.

용기: 100ml 뾰족 공병 / 가용화제(유화): 솔루빌라이저 10g / 오일류: 스위트 아몬드오일 87g / 에센셜오일 외: 레몬 40dr, 비타민E 1g

(2) 갈락토 애플 폼클렌저: 맑고 고운 살결 만들기(효모 거품 세안)

갈락토미세스 발효 여과물은 맥주효모의 일종으로 일본의 사케 양조장에서 일하던 할아버지의 손이 너무 고운 것에서 착안한 것으로 S사 피테라에센스의 주성분으로 유명하다. 갈락토 애플 폼 클렌저로 화장을 깨끗하게 지우고 잡티 없는 하얀 얼굴을 만들어 보자. 갈락토미세스 발효 여과물은 첨가물 하나 없이 스킨으로 사용하기도 좋으며, 레시피를 응용해서 에센스를 만들어서 같이 사용하면 더욱 효과적이다.

① **갈락토미세스 폼 클렌저 만들기**(100ml, 1.5%): 소독한 거품 용기에 워터류(애플워시, 갈락토미세스)를 계량한 후, 첨가물 글리세린, 베타글루칸, 비타민E를 넣는다. 올리브리퀴드와 에센셜오일을 넣은 다음 충분히 잘 섞는다. 갈락토미세스 대체제로 플로럴워터나 정제수를 사용해도 된다.

② 깨끗하게 손을 씻고, 물기가 있는 얼굴에 폼 클렌저를 펌핑하여 거품을 만들어 얼굴에 마사지하면서 세안한다.

③ 아토피가 있거나 아이들, 민감한 피부는 순한 애플워시와 갈락토미세스 발효 여과물이 첨가된 폼 클렌저를 쓰도록 하자. 애플워시는 작고 부드러운 거품이 일어나는 천연 계면활성제이다.

만약 풍성한 거품과 강력한 세정을 원한다면, 애플워시와 코코베타인을 반반씩 섞어서 풍성한 큰 거품을 만들면 된다.

용기: 거품 용기(투명) / 워터류: 애플워시 50g, 갈락토미세스 발효여과물 34g / 첨가물: 글리세린 5g, 베타글루칸 5g / 유화제: 올리브리퀴드 2g / 보존제: 비타민E 2g, 나프리 1g / 에센셜오일: 자몽오일 15dr, 레몬 15dr

(3) 흑당 스크럽: 피부 각질 제거, 보습

피부 각질을 제거해 주며 영양 팩 기능과 보습력까지 갖춘 흑당 스크럽은 맑고 고운 피부를 만들어 준다. 천연재료에 따라 응용하여 만들어 사용할 수 있다.

① **흑당스크럽 만들기**(100ml, 2%): 오일류를 계량한 후, 칸테릴라왁스를 계량하여 가열한다.

② ①이 모두 녹기 전, 미리 전원을 끄고 핫플레이트에서 내린 후 식힌다.

③ ②가 60도 정도 될 때, 코코아 분말을 골고루 섞어주고 글리세린, 올리브리퀴드, 비타민E, 흑설탕 순서로 첨가한 뒤 에센셜오일을 넣어서 잘 섞는다. 코코아 분말은 오트밀 분말로 대체 가능하다.

④ 칸데릴라 왁스와 흑설탕 양을 1~2g 늘려서 사용할 수 있고, 튜브 용기나 크림 용기에 넣어서 사용하면 편리하다. 흑설탕은 곱게 빻아 사용하면 피부 자극을 줄일 수 있으며 부드러워 입술 스크럽에도 좋다.

⑤ 얼굴에 바른 다음 흑설탕 입자가 피부에 녹아들 때까지 부드럽게 마사지해 주는 것도 효과적이다. 흑설탕은 부드럽게 각질을 제거하고 유수분 밸런스를 맞춰주는 역할을 한다. 주 2~3회 정도로 사용하며, 세안 후 물기가 있을 때 적당량을 부드럽게 마사지한 후 5~10분 정도 지나면 미온수로 헹군다.

오일류: 포도씨 캐리어오일 55g / 경화제: 칸데릴라왁스 10g / 분말 첨가물: 유기농 흑설탕 15g, 코코아분말 5g / 액상 첨가물: 올리브리퀴드 7g, 글리세린 5g / 보존제: 비타민E 1g / 에센셜오일: 레몬 10dr, 오렌지 20dr, 베르가모트 10dr

(4) 팩: 피부 진정과 보습, 영양, 화이트닝

① 피지 굿바이 팩

코 팩을 한다고 해도 블랙헤드가 시원하게 제거되지는 않는다. 주 1회 피지 제거 팩을 하자. 차례대로 재료를 넣은 후 정제수를 소량 넣어가면서 점도를 맞춘다. 팩 10~15분 후 미온수로 헹구고 스킨, 토너로 정돈하여 피부 관리를 한다.

활용 재료: 그린클레이 7g, 카올린 8g, 호호바오일 1g, 레몬 1dr, 정제수 약간 (점도 맞춤: 되직한 느낌이 들면 물을 조금 더 묻혀 마사지하자.)

② 보습 폭탄 팩

활용 재료: 옐로우클레이 7g, 화이트클레이 8g, 글리세린 1g, 꿀 5g, 로즈우드 1dr, 로즈워터 약간(점도 맞춤)

③ 클로로필 영양 듬뿍 팩

활용 재료: 클로로필 분말 15g, 달걀노른자 1개, 아르간오일 10dr, 팔마로사 1dr

4) 기초 화장품 라인: 스킨토너

내 손으로 직접 화장품을 만드는 것은 재미있고 매력적인 작업이다. 품질 좋고 우수한 고품격 천연 아로마 화장품을 가족과 함께 즐길 수 있으며, 경제적인 장점 또한 크다. 스킨, 로션, 크림에 아로마 에센셜오일의 향기를 즐길 때는 에센셜오일의 농도를 조금 약하게 희석하는 것이 훨씬 만족도가 높다. 아로마 에센셜오일의 사용량은 청소년~성인일 경우 얼굴은 1%, 보디는 3%를 사용한다. 특히 스킨, 로션, 크림을 만들어 보면 생각보다 향이 강할 수 있어 0.05~0.5% 농도가 알맞다.(100ml 화장품일 경우 5dr~8dr 이내로 한다.) 캐리어오일, 연고, 겔은 또 함량이 다르다. 오일의 양이 조금 많이 들어가는 오일 기반의 제품들, 국소부위에 바르는 제품들은 농도를 2.5~5%까지 추천한다. 때에 따라 급성, 급만성, 만성적인 근육 통증, 특별한 부위에는 농도를 10%까지 높일 수도 있으며, 또한 아로마테라피스트 전문가의 지시에 따라 원액을 추천하기도 한다.

아로마 에센셜오일을 피부에 바로 사용 가능한 오일은 라벤더와 티트리이다. 하지만 로먼 캐모마일, 샌들우드, 헬리크리섬, 로즈, 시트러스 등의 오일은 원액 1~2dr 정도는 사용해도 되며, 아로마오일 전문가는 개인의 감각에 따라 안전하게 쓸 수 있을 때는 필요에 따라 원액을 사용할 수도 있다.

스킨, 토너, 미스트는 세안 후 수렴작용과 피부에 남아 있는 찌꺼기 제거의 정돈 작용 그리고 피부의 pH 밸런스를 맞춘다. 요즘은 스킨과 토너, 미스트를 크게 구분하지 않고 사용하기도 한다. 스킨, 토너, 미스트는 워터류, 가용화제, 첨가물(기능성), 보존제, 에센셜오일, 경우에 따라 극소량의 캐리어오일로 구성된다.

(1) 건성 피부를 위한 네롤리 리피듀어 스킨

건성 피부는 보습력 강화, 유수분 밸런스를 맞추는 것이 관건이다. 2배 보습으로 보습에 탁월한 효과가 있는 네롤리 리피듀어 스킨 (100ml)을 만들어 보자.

① 스킨토너를 사용하면서 네롤리 향기의 편안함과 건성 피부의 피부도 정돈하는 일석이조 효과를 얻을 수 있다.

② 플로럴 워터만으로도 훌륭한 토너 역할을 하지만, 천연 비타민 E는 천연 방부제 역할과 항산화제로 세포재생, 안티에이징 효과까지 겸한다. 워터류를 갈락토미세스 발효 여과물로 대체해도 효과적이다.

워터류: 네롤리워터 88g / 가용화제: 올리브리퀴드 1g / 에센셜오일: 네롤리 2dr, 샌들우드 2dr / 첨가물: 히아루론산 3g, 세라마이드 3g, 리피듀어 3g /

보존제: 나프리 1g, 천연 비타민E 1g

(2) 지성 피부를 위한 사이프러스 히아루론산 스킨

지성 피부는 기름이 번들거려 기초화장 자체를 대충하려는 경향이 있다. 로먼 캐모마일, 사이프러스 오일(100ml)로 만들어 보자. 지성 피부는 오히려 수분감이 더 떨어질 수 있어 철저하게 토너를 뿌려주어야 한다.

① 소독한 용기에 올리브리퀴드와 에센셜오일을 충분히 섞은 후 히아루론산, 베타글루칸, 리피듀어, 나프리, 천연 비타민E를 넣고 충분히 섞는다.

② 캐모마일워터를 넣고 섞은 다음 날짜와 이름을 표기한 라벨을 붙인다. 워터류에 식물성 에탄올 15g, 캐모마일워터 72g을 포함하여 양을 가감할 수 있다.

워터류: 캐모마일워터 87g / 가용화제: 올리브리퀴드 1g / 에센셜오일: 사이프러스 3dr, 로먼 캐모마일 3dr / 첨가물: 히아루론산 5g, 베타글루칸 4g, 리피듀어 1g / 보존제: 나프리1g, 천연 비타민E(방부제 역할) 1g

(3) 모공 축소 & 도자기 피부: 티트리 모공 축소 스킨

여드름으로 인해 모공이 넓어진 피부를 위해서 모공을 축소하는 타닌 성분을 이용한다면 유용한 스킨이 된다. 타닌은 녹차나 감의 떫은맛을 나게 해 주는 항산화 기능이 있는 폴리페놀 성분 일종으로 떫은 감, 밤껍질, 와인, 커피, 홍차, 보리차에 많이 들어 있다. 타닌 성분은 수렴작용으로 단백질과 결합하면 단백질을 변성시키는 기능이 있어 모공과 피지선을 정돈하는 화장수로 많이 사용된다. 또한 미백 기능으로 멜라닌의 증식을 억제하므로 기미와 잡티를 예방하고 완화한다. 녹차, 팥, 밤껍질, 로즈메리, 위치헤이즐도 가능하다.

티트리 모공 축소 스킨(100㎖)을 만들어 보자. 넓은 모공이나 여드름 자국으로 고민일 때 사용하면 효과적이다. 녹차 추출물 대신 와인, 박하 추출물로 대체 가능하다.

① 소독한 용기(비커)에 가용화제 올리브리퀴드를 계량한다.

② 에센셜오일을 떨어뜨려 섞어준다.

③ 워터류인 티트리 플로럴워터와 녹차추출물을 계량한다.

④ 첨가물을 차례대로 계량하여 넣은 후 보존제인 나프리와 비타민E를 넣어주면 완성이다.

용기: 스킨 용기 / 워터류: 로즈메리 플로럴워터 65g, 녹차 추출물 20g / 가용화제: 올리브리퀴드 1g / 첨가물: 스쿠알렌(수용성) 6g, 히아루론산 4g, β-글루칸 2g / 에센셜오일: 티트리 4dr, 레몬4dr / 보존제: 나프리 1g, 천연 비타민E(방부제 역할) 1g

① 가용화제 올리브리 퀴드 계량하기　② 에센셜오일 넣기　③ 워터류 계량하기　④ 첨가제, 비타민, 보존제 넣기

〈스킨 만들기〉

5) 로션

세안 후 피부 당김을 막아주고 촉촉하게 만들어 주면서 유수분 밸런스를 맞춰주는 로션은 에센스보다는 오일 함량이 높아 유분감이 조금 더 느껴진다. 피부 타입별로 건성 피부, 지성 피부에 맞게 로션을 만들어 보자. 만든 로션에 글리세린과 에센셜오일의 양을 조금 더 넣어 향이 풍부한 향수 대용의 핸드로션으로 사용해도 좋다.

(1) 건성 피부를 위한 마데카 로즈 로션

추운 날씨가 되면 피부가 건조해져 각질 고민이 많아진다. 달맞이꽃 종자유로 피부 진정에 유용하고 민감한 알레르기 피부에도 우수하며 촉촉한 유수분과 함께 각질을 싹 날려줄 로션이다. 병풀 추출물은 호랑이가 상처가 났을 때 병풀에 몸을 비벼 치료했다고 알려진 일명 '호랑이풀'로 유명하다. 병풀의 잎과 줄기의 마데카식산 성분은 피부재생, 새살이 솔솔 돋는다는 연고의 주성분이기도 하다.

마데카 로즈 로션(100ml)을 아래 재료로 만들어 보자.

워터류: 로즈워터 60g / 오일류: 달맞이꽃오일 10g, 아르간오일 5g / 유화제: 올리브 유화 왁스 5g / 첨가물: 병풀 추출물 10g, 히아루론산 3g, 세라마이드 3g, 베타글루칸 2g, 비타민E 1g / 보존제: 나프리 1g / 에센셜오일: 티트리 4dr, 레몬 4dr

준비 도구: 로션 용기, 중탕 냄비, 핫플레이트, 계량 스푼, 비커, 내열유리 용기, 미니 블렌더, 저울

(2) 지성 피부를 위한 그린티 히아루론산 로션

지성 피부는 기름을 닦아도 닦아도 피지 생성으로 고민이 많다. 오히려 수분이 더 필요한 피부이기도 하다. 피지를 줄여줄 수 있는 워터, 피지 균형을 맞춰줄 호호바오일, 녹차 우린 워터베이스, 녹차 추출물의 첨가물과 피지 균형을 맞춰줄 제라늄오일, 유수분 밸런스와 수렴에 탁월한 팔마로사오일을 활용하여 그린티 히아루론산 로션 (100ml)을 만들어 보자.

① 워터류를 계량한다.(녹차우린 물: 65~70도 정도 가열한 정제수에 녹차 5g을 넣고 5분간 우려낸 물)

② 캐리어오일과 올리브 유화 왁스를 계량한다.

③ ①과 ②를 함께 중탕하거나 핫플레이트에 65도가 되도록 가열한다.

④ 온도가 65도 정도가 되면 ① 워터류에 ② 오일을 조금씩 나누어 붓고 다 부으면 한쪽 방향으로만 미니 블렌더와 주걱으로 교차해서 로션의 점도가 날 때까지 저어준 다음 기포가 없어지도록 같은 방향으로 저어준다.

⑤ 점도가 어느 정도 되었으면 준비한 첨가물과 방부제를 넣고 섞어 준다.

⑥ 에센셜오일을 차례대로 넣고 충분히 섞는다. 로션 용기에 완성된 로션을 붓고 날짜와 이름을 써서 스티커를 붙여주면 완성이다.

※전자저울이 없을 때는 계량스푼으로 워터나 오일을 계량하면 편

리하며, 첨가물을 넣을 때 스포이드 반은 0.5g, 스포이드 하나를 1g
으로 사용하면 된다. 유화제 대신 천연 밀랍으로 점도를 맞추어도
되고 반제품으로 만들어져 나오는 로션 베이스는 유화 과정 없이 첨
가물, 천연보존제, 에센셜오일만 넣으면 완성할 수 있어 편리하다.

워터류: 녹차 우린 물 68g(히비스커스 우린 물 대체) / 오일류: 호호바 오일
15g / 유화제: 올리브 유화 왁스 5g / 첨가물: 녹차 추출물 5g, 히아루론산
3g, 베타글루칸 2g, 비타민E 1g / 보존제: 나프리 1g / 에센셜오일: 팔마로사
3dr, 로즈우드 3dr

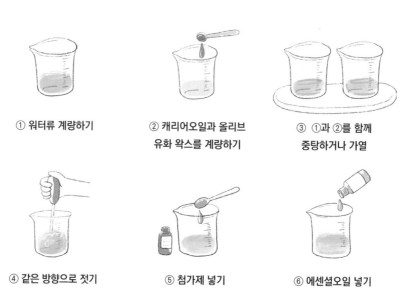

① 워터류 계량하기　　　② 캐리어오일과 올리브　　　③ ①과 ②를 함께
　　　　　　　　　　　　유화 왁스를 계량하기　　　　중탕하거나 가열

④ 같은 방향으로 젓기　　　⑤ 첨가제 넣기　　　⑥ 에센셜오일 넣기

〈로션 만들기〉

(3) 달팽이 재생 에센스

칠레의 한 농장에서 일하던 사육사들의 손에 난 상처가 빠르게 아무는 것이 알려져 화장품업계 주목을 받았는데 이는 달팽이 점액의 성분의 효과였다. 식물처럼 달팽이도 자신을 보호하기 위해 상처가 났을 때 뮤신을 분비한다. 날카로운 면도날 위를 기어 다닐 수 있는 것은 점액 성분 때문이다. 뮤신, 알란토인, 콜라겐, 엘라스틴 등이 풍부한 달팽이 점액은 피부 탄력 강화, 피부 진정, 피부 트러블 재생 등 피부의 수분 유지와 피부를 보호하는 기능에 효과적이다.

달팽이 재생 에센스(100ml)를 만들어 보자.

① 네롤리워터를 계량하고 70도 정도로 가열한다.

② ①에 올리브 유화 왁스를 넣고 점도를 만든다. 점도를 약간 흐르는 타입으로 만들려면 올리브 유화 왁스를 조금 줄여 4g 정도로 첨가한다.

③ 스푼 또는 주걱으로 저어준 후, 꼭 미니 블렌드로 10초 정도는 돌려 점도를 만든다.

④ 점도가 어느 정도 되면 ③에 첨가물을 차례대로 넣어 섞고 에센셜오일을 넣어서 충분히 섞어준다.

워터류: 네롤리워터 55g, 달팽이 점액 여과물 20g / 점증제: 올리브 유화 왁스 5g / 첨가물: 히아루론산 5g, 리피듀어 3g, 코엔자임Q10(지용성) 6g, 아데노신 4g, 비타민E 1g / 보존제: 나프리 1g / 에센셜오일: 팔마로사 4dr, 로즈 2dr

준비 도구: 로션 용기, 중탕 냄비, 핫플레이트, 계량 스푼, 비커, 내열유리 용기, 미니 블렌더, 전자저울

6) 크림

화장품 중에서 가장 점도감이 높은 제형으로 기능에 따라 수분 공급을 위한 보습크림, 영양 공급을 위한 영양크림, 안티에이징과 화이트닝 목적의 미백크림, 주름방지와 리프팅 목적의 탄력크림이 있다. 유분감은 로션과 비슷하나 점증제 양을 조금 더 넣어 되직함의 점증을 만드는 것이 크림의 포인트이다. 기능 면에서 원하는 기능성 첨가물을 활용해서 올인원 만능크림을 만드는 것도 좋은 방법이다. 워터류, 오일류, 유화제, 첨가물, 보존제, 에센셜오일의 구성으로 오일의 양에 따라 유화제의 양도 조금 늘린다.

(1) 달맞이 병풀 아토크림

달맞이꽃 종자유는 피부질환의 치료제로 사용되어 처방전으로 구입해서 사용할 수도 있다. γ-리놀렌산이 풍부하여 가려움증 등의 피부질환에 효과적이며 보습력도 높고 항산화, 안티에이징 효과까지 탁월하다. 에센셜오일은 카마쥴렌 성분이 풍부하여 피부의 항염, 항균에 탁월한 저먼 캐모마일오일과 신경계에 우수한 로먼 캐모마일오일을 활용하면 누구나 사용하기 좋은 크림이 된다.(건성, 민감성, 아토피, 알레르기 모든 피부) 달맞이 병풀 아토크림(100ml)을 만들어 보자.

워터류: 캐모마일워터 52g / 오일류: 달맞이꽃오일 10g, 아보카도오일 8g, 로즈힙오일 8g / 점증제: 올리브 유화 왁스 5g / 첨가물: 병풀 추출물 10g, 히아루론산 5g, 비타민E 1g / 보존제: 나프리 1g / 에센셜오일: 저먼 캐모마일

5dr, 로먼 캐모마일 5dr

준비 도구: 크림 용기, 중탕 냄비, 핫플레이트, 계량 스푼, 비커, 내열유리 용기, 미니 블렌더, 저울

(2) 비피다 아르간 탄력크림

피부 탄력 강화와 피부 결을 곱게 만들어 주는 효과가 있는 장내 유산균인 비피더스균을 발효하고 용해한 비피다 발효 용해물과 유네스코의 보호수종인 아르간나무에서 추출한 아르간오일을 메인으로 피부 탄력, 수분 공급과 영양을 듬뿍 담은 비피다 아르간 탄력크림은 건성, 지성, 민감성 모두에게 유용하다. 비피다 아르간 탄력크림(100ml)을 만들어 보자. 핫 플레이트나 중탕기를 사용하지 않을 경우 계량한 재료를 가스렌지의 약불로 맞추고 사용한다. 핫플레이트는 전원이 켜지면 처음에는 온도가 약하다 싶다가도 어느 순간 온도가 올라와 내용물들이 바글바글 끓어오를 수가 있으므로 온도를 약에 놓고 사용하는 것이 좋다.

① 내열유리 용기에 계량한 워터를 가열한다.

② 오일을 계량한 내열 용기에 올리브 유화 왁스를 계량한다. 캐리어오일과 올리브 유화 왁스를 너무 뜨겁지 않도록 하여 녹인다. ①과 ②가 70도가 되면 핫플레이트 전원을 끈다.

③ 워터류에 오일을 조금씩 나누어 붓고 다 부으면 한쪽 방향으로만 미니 블렌더와 주걱으로 교차해서 크림의 점도가 날 때까지 같은 방향으로 저어준다.

④ 어느 정도 유화가 되었을 때 첨가제와 보존제를 넣고 섞어준다.

⑤ 에센셜오일을 넣고 충분히 섞어준다. 소독한 용기에 완성된 크림을 담아 날짜 등을 쓴 스티커를 붙이면 완성이다.

워터류: 비피다 발효 용해물 50g / 오일류: 아르간오일 18g, 호호바오일 10g / 점증제: 올리브 유화 왁스 5g / 첨가물: 병풀 추출물 5g, 히아루론산 5g, 베타글루칸 5g, 비타민E 1g / 보존제: 나프리 1g / 에센셜오일: 프랑킨센스 5dr, 오렌지 5dr

준비 도구: 크림 용기, 중탕 냄비, 핫플레이트, 계량 스푼, 비커, 내열유리 용기, 미니 블렌더, 전자저울

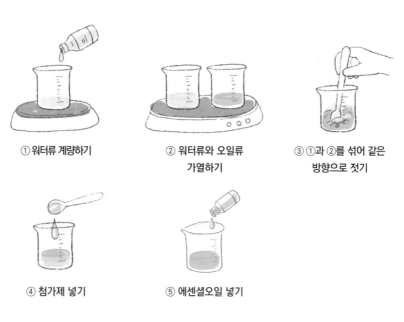

① 워터류 계량하기

② 워터류와 오일류 가열하기

③ ①과 ②를 섞어 같은 방향으로 젓기

④ 첨가제 넣기

⑤ 에센셜오일 넣기

〈크림 만들기〉

7) 밤 라인: 립밤, 안티에이징 멀티밤

밤은 오일과 왁스의 양이 많아 건조한 피부를 보호하는 제품이다. 밤은 캐리어오일과 버터의 오일류와 밀랍이나 칸데릴라 왁스의 굳히는 역할의 경화제로 구성된다. 연고 형태라서 액체보다 고체로 사용하는 것이 오히려 편리할 수도 있다.

알레르기비염 또는 감기에 코가 시원하게 뻥 뚫리는 비염 연고를 목 주변까지 발라주면 면역력 향상에 효과적이다.

헤어 밤은 머리카락 끝부분에 바르면 영양과 함께 향기까지 더한다.

근육통 연고 밤을 만들어 통증 부위에 수시로 발라 통증을 완화하고, 안티에이징 페이셜 밤은 화장한 얼굴 위에 가볍게 살짝 바르거나 발뒤꿈치가 건조하거나 갈라질 때, 피부의 튼 살에도 사용하기 유용한 멀티 케어가 된다. 아기부터 어르신까지 모두 편리하게 사용할 수 있다.

밤(연고)의 천연 밀랍과 캐리어오일의 배합률은 계절에 따라 같은 양의 밀랍을 넣더라도 제형이 달라진다. 여름철엔 밀랍 1:캐리어오일 4, 즉 밀랍이 10g이면 캐리어오일과 버터류의 총량이 40g 되게 섞는다. 겨울철에는 밀랍 1:캐리어오일 5로 하면 된다. 에센셜오일은 마지막에 넣어주되 온도가 뜨거울 때 넣지 않도록 한다.

(1) 립밤

계절과 관계없이 건조해지기 쉬운 입술에 천연보습제인 립밤으로 건강한 입술을 유지할 수 있다. 찬바람이 불면 입술이 트고 갈라진다. 천연립밤으로 촉촉하고 건강한 입술 관리를 해보자.

① 레시피를 바꿔서 호랑이 연고처럼 근육통에 만들어 사용하는 방법도 좋다. 총량을 계산해서 에센셜오일과 밀랍, 버터류의 양을 비례해서 가감하면 된다. 스틱 용기로 편리하게 사용할 수도 있다.

② 전자레인지에 돌릴 때 너무 끓어오르지 않게 조절해야 하므로 초 단위로 시간 조절을 잘해야 한다.

③ 시어버터, 코코넛버터류는 소프트한 기름류로 사용감을 더욱 풍부하게 해 주지만, 없다면 캐리어오일을 양만큼 더 첨가하면 된다. 저울도 없고 비커도 없다면, 내열 용기와 계량컵, 계량스푼을 사용해서 만들면 된다. 캐리어오일도 2~3종류를 사용하면 시너지효과가 있다. 하지만 한 가지밖에 없을 경우 한 가지 캐리어오일로도 괜찮다. 립밤도 마찬가지다. 밀랍과 캐리어오일은 1:4의 비율로 밀랍 3g에 캐리어오일 12g을 맞추면 된다. 캐리어오일(9g:시어버터 3g)에 버터량을 합산해서 오일류를 계산한다. 밤의 굳기에 따라 경화제를 가감한다.

– 로즈힙 레몬 립밤(16g / 1: 4)

용기: 립밤 용기(2개) / 오일류: 로즈힙오일 9g(자초오일), 시어버터 3g / 경화제: 비즈왁스(비정제) 3g / 보존제: 비타민E 1g / 에센셜오일: 레몬 3dr(만다린, 베르가모트)

–안티에이징 멀티밤(35g, 1: 3)

용기: 멀티밤 스틱 35g / 오일류: 호호바오일 20g, 시어버터 4g / 경화제: 비즈왁스(비정제) 8g / 첨가제: 코Q10 2g(지용성) / 보존제: 비타민E 1g / 에센셜오일: 프랑킨센스 5dr, 로즈 1dr

8) 헤어 라인: 샴푸, 헤어컨디셔너

보디클렌저와 샴푸만큼은 믿고 쓸 수 있는 브랜드에서 구입하거나 직접 만들어서 사용하기를 권한다. 건강과 직결되기에 너무나 중요하다. 시중에서 손쉽게 구할 수 있는 샴푸와 보디클렌저에는 화학 계면활성제와 인공 향, 수많은 화학성분과 화학 첨가제들로 환경오염, 질병의 원인, 탈모의 원인이 된다.

건강을 해치지 않고 향도 좋은 초간단 샴푸와 헤어 제품 만드는 방법을 안내한다.

샴푸, 컨디셔너, 헤어에센스 반제품 베이스에 아로마오일만 넣어주면 최상품으로 탈바꿈한다.

(1) 천연샴푸

샴푸는 워터류(정제수+플로럴워터)와 계면활성제에 점증제로 점증을 하고 추가로 두피와 머리카락을 보호하고 영양을 충분히 줄 수 있는 첨가물의 구성이다. 점증제는 완전히 녹여서 점증이 잘되도록 한다. 대표적으로 글리세린에 분말 형태로 된 쟁탄검, 폴리쿼터, 글루카메이트를 충분히 섞어서 녹이면 끝이다. 점도가 낮을 때는 쟁탄검 양을 추가하면 된다. 점도가 묽으면 완성 후에 점증제를 조금 더 개어서 섞어도 무방하다.

(2) 오렌지 실크 엘라스틴 샴푸

오렌지와 일랑일랑 향이 잘 어울리는 식물성 계면활성제로 만든 부드럽고 순한 샴푸이다. 내추럴베타인, 엘라스틴과 실크아미노산 등으로 두피와 모발에 영양과 탄력을 공급하여 매끄러운 머릿결을 유지해 주어 사용감이 탁월하다. 오렌지 실크 엘라스틴 샴푸는 아이부터 어른까지 누구나 사용해도 좋은 샴푸이다. 아래 재료로 샴푸(300ml)를 만들어 보자.

용기: 샴푸 용기 / 워터류: 일랑일랑워터 125g / 점증제: 폴리쿼터 1g, 글루카메이트 1.5g / 계면활성제: 에코바바수베타인 35g, LES 90g / 보존제: 나프리 2.5g / 에센셜오일: 일랑일랑 25dr, 오렌지 35dr / 첨가물: 글리세린 5g, 내추럴베타인 15g, 실크아미노산 10g, 엘라스틴 5g, 올리브리퀴드 10g

(3) 로즈메리 내추럴베타인 샴푸

로즈메리워터 베이스에 두피와 신경계를 관장하는 로즈메리오일과 원형탈모에도 효과가 입증된 두피 모발에 유용한 시더우드오일, 페퍼민트오일의 멘톨 성분은 머리를 감고 나면 두피와 모발에 영양을 주고 건강한 모발을 유지하면서 쿨링감까지 더해주는 샴푸이다. 향이 그다지 예쁘지는 않지만 두피가 가렵고 지루성염, 비듬 있는 모발에 탁월한 효과가 있다. 아래 재료로 샴푸(300ml)를 만들어 보자.

① 계량한 글리세린에 폴리쿼트를 넣어 개면서 녹인다.

② ①에 로즈메리워터를 계량 후 핫플레이트에서 가열하여 50~60도 정도 조금 따뜻해지면 계량한 글루카메이트를 넣고 완전히 녹여 점도를 조절하고 핫플레이트에서 내려서 섞는다.

③ ②에 계량한 계면활성제와 나머지 첨가물과 보존제를 넣은 후 마지막으로 에센셜오일을 넣는다.

④ ③을 소독한 샴푸 용기에 담고 스티커를 붙이면 완성이다.

용기: 샴푸 용기 / 워터류: 로즈메리워터 122g / 점증제: 폴리쿼터 1g, 글루카메이트 1.5g / 계면활성제: 코코베타인 35g, LES 90g / 보존제: 나프리 2.5g / 에센셜오일: 로즈메리 25dr, 시더우드 25dr, 페퍼민트 20dr / 첨가물: 글리세린 5g, 내추럴베타인 15g, 실크아미노산 10g, 엘라스틴 5g, 올리브리퀴드 10g

※워터류에 로즈메리나 기타 허브 약재를 50도 되는 정제수에 우려내어 사용해도 된다.

로즈메리, 어성초, 한방 약재 50g을 50도 정도 되는 정제수 500g에 담가 1시간 우려냄.

도구: 비커 2, 실리콘 주걱, 저울, 스티커, 샴푸 용기, 저울대용 계량컵과 스푼

(4) 퍼퓸 실크 헤어컨디셔너

퍼퓸 실크 헤어컨디셔너는 모발에 영양을 주어 매끄러운 실크 같은 머릿결을 만들어 준다. 일랑일랑의 꽃 향과 라벤더와 제라늄의 꽃 향으로 어우러지는 매혹적인 향으로 비단 같은 머릿결을 만들어 보자. 다음 안내에 따라 실크 헤어컨디셔너(200㎖)를 만들어 보자.

① 비커에 계량한 글리세린에 폴리쿼트를 넣어서 개면서 녹인다.

② ①에 정제수를 계량한 후 핫플레이트에 50~60도 정도가 되도록 가열한다.

③ 다른 비커에 오일류, 유화제 이멀싱파잉왁스, 세틸알코올을 계량하고 50~60도 되도록 가열한다.

④ 핫플레이트에서 내리고 ②의 워터류에 ③의 오일류를 부어 섞는다. 나머지 첨가물 코코베타인, 내추럴베타인, 실크아미노산, 엘라스틴, 보존제를 모두 넣고 마지막으로 에센셜오일을 넣고 충분히 섞어준다.

※한방 추출물 만드는 방법: 원하는 재료(한방약재) 50g을 50도 정도 되는 정제수 500g에 담가 1시간 우려서 채에 걸러 사용.

용기: 펌핑 용기 / 워터류: 정제수 133g / 오일류: 호호바오일 10g / 유화제: 폴리쿼터 1g, 이멀싱파잉왁스 5g, 세틸알코올 3g / 첨가물: 글리세린 5g, 코코베타인 10g, 내추럴베타인 15g, 실크아미노산 9g, 엘라스틴 5g / 보존제: 나프리 2g / 에센셜오일: 일랑일랑 15dr, 라벤더 15dr, 제라늄 10dr / 산도: pH 산도 3~5 조절(구연산)

9) 보디 라인: 보디워시, 보디스크럽, 입욕제

보디워시는 워터류와 천연 계면활성제, 유화제 그리고 첨가물과 보존제, 에센셜오일로 구성된다.

초간단 보디워시로는 반제품 보디클렌저 베이스에 첨가물, 에센스오일을 넣어 완성한다.

(1) 각질 제거: 레몬 보디워시

사과 주스에서 추출한 애플워시는 자극이 없어 세상에서 가장 부드럽고 순한 천연 계면활성제로 신생아 또는 민감성 피부, 아토피, 알레르기 피부에 안전하게 사용할 수 있다. 단 거품력은 조금 약하다. 레몬그라스오일은 몸의 때나 각질을 녹여주는 데 있어서 탁월한 오일로 피부에 맞닿으면 약간의 자극이 유발될 수 있어 소량 사용을 추천한다. 레몬과 그레이프프루트오일로 자극은 거의 없으면서 때와 각질을 녹이는 효과적인 보디워시(200ml)를 만들어 보자.

신생아나 아기는 만다린오일 15dr, 네롤리 5dr을 넣어 만든다.

용기: 보디워시 펌핑 용기 / 워터류: 정제수 105g / 계면활성제: 애플워시 60g / 유화제: 폴리쿼터 1g, 글루카메이트 2g / 보존제: 나프리 2g / 에센셜 오일: 레몬그라스 20dr, 레몬 40dr, 그레이프프루트 20dr / 첨가물: 글리세린 6g, 내추럴베타인 15g, 올리브리퀴드 5g

대체 오일: 네롤리 5dr, 페티그레인 15dr / 로즈 5dr, 로즈우드 15dr

(2) 디톡스 보디 스크럽워시 / 보디워시(분말첨가물 대신 코코베타인 계량)

주니퍼오일과 레몬오일은 독소 배출에 탁월해 몸의 부기를 빼주는 역할을 한다. 숲속 향과 상큼함을 머금은 디톡스 보디 스크럽워시로 일주일에 1~2번 사용하여 디톡스 효과를 누려보자. 디톡스 보디 스크럽워시(150ml) 만들기는 다음과 같다.

① 워터류를 계량하고 가열한 후 글루카메이트를 넣어 완전히 녹여 50~60도 온도를 확인한다.

② ①에 계면활성제 애플워시를 계량 후 섞고, 계량한 오트밀 분말과 코코아 분말을 섞어준다. 첨가물 글리세린, 내추럴베타인, 보존제 나트로틱스를 넣고 다시 골고루 섞어준다.

③ ②에 마지막으로 에센셜오일을 넣는다.

④ ③을 소독한 튜브 용기 or 크림 용기에 담아주고 스티커를 붙이면 완성이다. 튜브에 넣을 때는 짤주머니 또는 주사기로 넣으면 편리하다.

⑤ 분말첨가물 대체제로 보디 솔트 10g, 녹두가루 30g, 우유나 요구르트로 점도를 조절한다. 용기에 차례대로 재료를 넣고 우유나 요구르트를 조금씩 넣으면서 점도를 만든다. 거품 없이 만들려면 계면활성제는 빼고 만들면 된다. 스크럽워시는 묵은 각질을 살살 밀어주면서 매끄러운 보디를 만들어 준다. 단 요구르트와 우유를 넣어서 만들면 3일 이내에 사용하고 냉장 보관하도록 한다.

용기: 튜브 용기 or 크림 용기 / 계면활성제: 애플워시 47g / 점증제: 글루카메이트 3g / 워터류 : 라벤더워터 42g / 보존제: 나트로틱스 3g / 에센셜오일: 주니퍼 30dr, 레몬 20dr, 레몬그라스 10dr

첨가물: 코코아 분말 4g, 오트밀 분말 36g, 글리세린 5g, 내추럴베타인 10g(코코아는 커피로 대체 가능)

도구: 비커 2, 실리콘 주걱, 저울, 스티커, 보디워시 용기, 계량컵과 스푼

(3) 천연오일 바스붐(입욕제)

목욕만 잘해도 건강을 유지할 수 있다. 피곤하거나 일에 지칠 때면

따끈한 목욕물에 몸을 담그면 피로가 풀린다. 욕조에 에센셜오일만 떨어뜨려도 충분히 향기로운 목욕을 즐길 수 있다. 더 큰 보습효과를 느끼고 싶을 때는 캐리어오일, 꿀, 우유, 천일염, 클레이 등을 첨가하면 효과적이다.

전신욕이나 반신욕을 할 때 입욕제(바스붐)를 욕조에 넣으면 향기와 함께 기포가 발생한다. 주재료인 베이킹파우더와 구연산 때문이다. 베이킹파우더는 세정력이 좋고 가려운 피부나 아토피성 피부에 효과적이며, 구연산은 물을 부드럽게 하는 연수 효과가 좋아 피로회복, 독소나 노폐물 배출에 유용하다. 특히 목욕하기 싫어하는 아이들에게 즐거운 입욕을 할 수 있도록 해 주는 것이 바스붐이다.

아로마 천연오일 바스붐(90g, 1회 분량)을 만들어 보자.

① 계량한 두 재료 베이킹파우더 60g, 구연산 30g을 섞은 후 에센셜오일을 넣어준다. 분무기를 뿌려가면서 잘 뭉쳐졌는지 보면서 몰드에 담는다. 허브 꽃잎, 천연색소를 같이 넣어도 좋다.

② 꾹꾹 눌러준 다음 모양을 만들어 2시간 후 몰드에서 빼내면 완성이다. 랩으로 잘 싸서 보관하고 입욕할 때 넣어서 거품과 향으로 피로를 확 날려보자. 콘스타치 30g 추가하면 접착력이 높아진다.

불면증 오일: 라벤더 15dr, 타임 5dr / **아토피 오일:** 저먼 캐모마일 5dr, 로먼 캐모마일 15dr / **기분전환 오일:** 그레이프프루트 10dr, 오렌지 10dr / **행복감 오일:** 일랑일랑 5dr, 만다린 15dr

도구: 용기, 모양틀 / **재료:** 베이킹파우더 60g, 구연산 30g, 에센셜오일 15~20dr(시어버터, 계면활성제 첨가하면 '보습 버블바스붐'이 완성됨.)

10) 향수

향수 종류	부향률	지속시간
퍼퓸^{perfume}	15~30%	5~7시간 전후
오드 퍼퓸^{Eau de perfume}	8~15%	5시간 전후
오드 뚜왈렛^{Eau de toilette}	4~8%	3시간 전후
오데 코롱^{Eau de cologne}	3~5%.	1시간 전후
샤워 코롱^{Shower cologne}	1~3%	샤워 후 가볍게 사용

(1) 퍼퓸 롤온 향수(펄스 포인트) / 스프레이 향수

롤온은 캐리어오일과 에센셜오일의 혼합이며, 스프레이는 무수에 탄올과 에센셜오일의 혼합이다. 향수 만들 때 공통재료와 도구는 향수 용기, 저울, 스티커, 소독용 알코올, 소독용 스프레이가 있다.

다음 안내에 따라 퍼퓸 롤온 향수(10ml)를 만들어 보자.

플로럴 향: 페티그레인 15dr, 네롤리 10dr, 베르가모트오일 15dr / 캐리어오일 10g

① 소독용 스프레이로 용기 소독을 한 후 물기를 제거한다.

② 공병에 캐리어오일을 반 정도 채운 다음 아로마 에센셜오일을 차례대로 떨어뜨린다.

③ 나머지 캐리어오일을 채워 롤온 뚜껑을 끼우고 양 손바닥에 두고 돌돌돌 돌려준다.

④ 2주가 지나면 향이 더 숙성되어 깊은 향을 즐길 수 있다.

⑤ 롤온 향수를 사용할 때에는 맥박이 뛰는 혈 자리에 둥근 볼을 꾹 눌러 지압하면 향기를 맡으면서 피로도 풀 수 있어 롤온의 큰 장

점이다.(손목, 귀 뒤, 관자놀이, 목선, 목 뒤 풍지혈, 천주혈 등)

향수(20%): 캐리어오일 10g+일랑일랑 13dr, 라벤더 15dr, 제라늄 12dr

극심한 통증(40%): 캐리어오일 10g+페퍼민트 7dr, 타임 7dr, 마조람 7dr, 라벤더 7dr, 진저 7dr, 레몬그라스 5dr

립글로즈(0.2~0.3%): 캐리어오일 10g+레몬, 만다린, 그레이프프루트 중 2~3dr

안티스트레스(10%): 캐리어오일 10g+베르가모트 10dr, 레몬 5dr, 그레이프프루트 5dr

 TIP **간편한 허브 스프레이 향수 만들기(10g)**

① 용기가 10g이기에 저울 계량 없이 간단하게 만들 수 있는 레시피이다. 저울이나 도구가 없을 때 향수 용기에 직접 계량을 해도 되는데 자칫 쏟을 수 있으니 조심해서 계량하자.

② 향수 용기를 소독용 스프레이로 소독한 후, 용기에 식물성 에탄올을 넣고 에센셜 오일을 차례대로 떨어뜨린다.

③ 향수 용기를 양 손바닥에 두고 돌돌돌 충분히 돌려준다.

④ 바로 사용 가능하지만 2주가 지나면 향이 숙성되고 훨씬 안정된 깊은 향을 즐길 수 있다.

숲속 향: 사이프러스 13dr, 파인 10dr, 티트리 5dr, 주니퍼 10dr, 베티버 2dr / 식물성 에탄올 6g, 정제수 4g

---

3. 향기를 더해주는 아로마 생활용품

생활의 향기를 더해주는 아로마 생활용품에는 어떤 것들이 있을까? 염증 제로 아로마 치약, 보디 스프레이, 룸 스프레이, 아로마 페브리즈, 디퓨저, 캔들, 천연비누 등 무궁무진하다.

1) 염증 제로 아로마 치약 / 가글

아로마오일 치약, 아로마 가글제를 만들어 쓰면 치주염, 플라그, 입 냄새, 구강위생에 효과적이다. 잇몸염증과 역류성 식도염도 언제 없어졌는지 모르게 좋아진다. 구강의 상피 점막 세포를 타고 천연 아로마가 흡수되어 염증은 사라지고 입안 구취를 없애준다. 아로마 오일의 항균, 항염작용으로 잇몸과 입안이 건강해진다.

유칼립투스의 유칼립톨, 클로브의 유게놀, 페퍼민트의 멘톨, 자작나무에서 추출하는 버치오일의 살리실산 메틸 성분과 티트리오일의 터피넨4올 성분은 치약의 대표적인 성분이기도 하다.

추천 오일 1: 유칼립투스, 클로브, 페퍼민트, 자작나무, 티트리오일 각각 20dr-총 100dr

추천 오일 2: 프랑킨센스, 미르, 페퍼민트, 티트리오일 각각 25dr-총 100dr

(1) 염증 제로 아로마 치약 사용법

① 칫솔모에 1~2dr을 떨어뜨려 평소처럼 이를 닦는다.

② 잇몸도 부드럽게 닦는다. 나이가 들면서 치주염, 잇몸염증 등으로 고생할 수가 있는데 아로마 치약으로 고통에서 해방될 수 있다.

③ 무향, 무계면활성제 치약을 사용하거나 치약 대신 죽염을 칫솔에 한 꼬집 뿌려주거나 오일 1~2방울을 추가로 떨어뜨려 취향에 따라 사용해도 된다.

④ 아로마오일로 이를 닦으면, 아로마 특유의 쓴맛이 느껴지기는 하나 입 냄새가 없어지면서 아주 개운해진다. 단 투명한 플라스틱 칫솔을 사용하면 칫솔모가 부러질 수 있다. 아로마 원액은 매우 강력한 힘이 있어 석유계 제품 플라스틱, 매니큐어, 스티로폼 등을 녹인다. 에센셜오일로 양치할 때의 칫솔모는 불투명하고 말랑한 재질을 사용하면 부러지지 않고 사용할 수 있다. 따뜻한 양칫물은 잇몸에 아로마오일을 흡수시키는 데 있어서 더욱 효과적이다.

(2) 스피아민트 키즈 치약(가글)

아이들이 안심하고 사용해도 되는 향기 치약이다. 티트리오일의 쓴맛을 빼고 스피아민트오일의 달콤함과 레몬의 상큼한 향기가 아이들에게 친근감을 준다. 아로마 치약이 쓰기에 불편하다면 치약 위에 한 방울 떨어뜨려 사용하거나 가글하는 것도 좋다.

아로마 에센셜오일은 천연오일이며 레시피대로만 사용할 경우 부작용이 없다. 입안 상피 점막 세포를 타고 아로마가 흡수되어도 합성 계면활성제가 아니기에 안심하고 사용할 수 있다.

시중에 판매되는 몇몇 딸기향이 나는 치약은 아이들이 화학덩어리를 날마다 먹는 것과 같다. 어린이 치약은 어른 치약보다 화학성분이 더 많이 함유되어 있다. 치약에는 연마제, 습윤제, 점도제, 감미제, 계면활성제, 살균제, 탈취제, 불소, 방부제, 합성향료와 색소 등이 들어간다. 이중 충치 예방의 약효가 있는 천연화합물도 있지만, 각종 염증이나 알레르기를 유발하는 경우가 더 많다.

아기 치약: 스피아민트 40dr, 레몬 40dr, 프랑킨센스 20dr / 호호바오일 5ml

(3) 구내염 치료오일(입안 궤양): 방부에 좋은 오일

구내염은 스트레스를 많이 받거나 과로 또는 면역이 떨어지거나 박테리아 바이러스, 곰팡이 등에 의해 입안 여기저기 작은 궤양이 생긴 것으로 통증이 심하다. 치료 오일로는 미르(몰약)오일이 대표적이다. 입병에 매우 좋은 치료제로 면봉에 1~2방울 충분히 원액을 떨어뜨려 상처 부위에 하루 3~4번 바른다. 생각보다 빠르게 잘 아물어 효과적이다. 몰약오일은 입병에 잘 듣는 약 '알ㅇ칠' 향과 매우 비슷하다.

2) 향기가 가득한 집

시판되는 방향제는 향이 다채롭지 않아 선택의 폭이 좁고 두통을 유발하는 경우가 많다. 나만의 향으로 건강에도 도움이 되고 향기가 가득한 집을 가꾸어 보자.

(1) 모기퇴치 공간 스프레이 / 디퓨저 100ml(4%)

시나몬과 시트로넬라, 제라늄, 레몬그라스, 타임, 클로브, 시더우드오일 향은 벌레나 모기, 해충이 싫어하는 향이다. 소독한 스프레이 용기에 식물성 에탄올, 올리브리퀴드, 에센셜오일을 차례대로 넣고 로즈메리워터를 넣어준다. 충분히 섞은 후 벌레가 있거나 원하는 곳에 스프레이를 뿌린다.

벌레퇴치 스프레이 추천 오일: 제라늄 30dr, 시트로넬라 20dr, 클로브 10dr, 레몬그라스 20dr

기타 재료: 식물성 에탄올 70g, 올리브리퀴드 4g, 로즈메리워터 또는 정제수 26g

모기퇴치 디퓨저 추천 오일: 제라늄 15ml, 시트로넬라 10ml, 클로브 5ml, 레몬그라스 10ml-총 40ml / 디퓨저 원액 60g, 아로마 에센셜오일 40g(6:4 비율)

(2) 포레스트가든 룸 스프레이

숲을 거닐면 편안함을 느끼게 된다. 피톤치드, 모노테르펜 성분이 머리를 맑게, 마음을 편안하게 해 주기 때문이다. 숲속 맑은 물소리와 새들 지저귀는 소리, 드높은 나무 사이로 보이는 푸른 하늘과 숲속의 향은 신경계의 이완으로 머리가 맑아지고 기분을 상쾌하게한다. 날마다 숲속을 거닐 수는 없어도 안방과 아이들 방, 공부방, 거실, 사무실, 차 안에서 자연의 향기를 담은 룸 스프레이로 향을 즐길 수 있다. 재료와 만드는 법(100㎖)은 다음과 같다.

① 스프레이 용기에 솔루빌라이저와 에센셜오일을 차례대로 넣고 잘 섞어준다.

② ①에 식물성 에탄올, 정제수를 채운 다음 잘 섞어서 뿌린다. 처음에 에탄올의 알코올 향이 조금 불편할 수 있지만, 2주 정도 지나면 숙성되어 부드러워진다.

활용 재료(공통): 식물성 에탄올 70g, 정제수 22g, 솔루빌라이저 3g, 에센셜오일 100dr

추천 오일: 사이프러스 40dr, 유칼립투스 20dr, 티트리 16dr, 주니퍼 20dr, 베티버 4dr-총 100dr

(3) 천연 아로마 디퓨저

디퓨저 베이스에 아로마오일을 더한 것으로 향기와 향의 농도가 가장 중요하다. 에센셜오일양과 스틱 개수에 따라 향이 달라진다. 계절, 방의 크기, 창문을 여닫는 횟수에 따라 향의 퍼짐 속도, 디퓨저의 사용 기간이 달라질 수 있다. 디퓨저의 발향은 총량에 따른 스틱의 개수로 조절하면 되는데 보통 3~4개 정도 꽂는다. 향이 좀 강하다 싶으면 스틱 개수를 줄이면 된다. 스틱은 섬유, 나무, 갈대, 세라믹, 페이퍼 등이 있지만 섬유 스틱에서 향이 가장 풍부하게 퍼진다.

디퓨저 베이스 없이 디퓨저를 만들려면 식물성 에탄올과 정제수, 글리세린의 비율을 60:30:10 정도로 디퓨저 베이스를 만들어 사용하는데 향이 쉽게 휘발되는 단점이 있다. 디퓨저 베이스와 에센셜오일 농도는 5:5, 6:4, 7:3, 8:2, 9:1로 개인의 취향이나 향기 농도에 맞춰 블랜딩 하면 된다.

시판되는 디퓨저의 농도는 디퓨저 베이스와 오일의 비율이 6:4 또는 5:5이며, 추천 오일이 공업용 화학 향 프래그랜스 향을 사용하기에 시간이 지나면 두통과 구토를 유발할 수도 있다.

디퓨저 스틱을 오래 사용하다 보면 스틱 표면이 디퓨저액과 오일이 스며 막힘으로 발향이 잘되지 않는다. 한 번 뒤집어 사용하거나 스틱을 교체하도록 한다. 발향이 되고도 액체가 남아 있게 되는데 여기에 캔들용 에센셜오일이나 사용하다 남은 향수를 넣어서 재활용하는 것도 좋은 방법이다. 때에 따라 사용할 수 있는 프래그런스 오일은 향이 너무 강하므로 지양하는 것이 좋다.

디퓨저 베이스 양에 대한 에센셜오일의 희석농도

100g/농도	디퓨저 베이스	에센셜오일	희석농도 향 특징
5:5	50g	50g	조금 강한 향
6:4	60g	40g	이상적인 향
7:3	70g	30g	조금 약한 향
9:1	90g	10g	아주 은은한 향

(4) 스위트룸 소이 캔들

생일, 결혼식, 파티 등 특별한 날에는 캔들이 분위기를 더 고조시킨다. 따뜻함을 느끼게 해 주는 천연 아로마 향 캔들로 공간을 꾸며 보자. 시중에 유통되는 저렴한 향초들은 대부분 화학 향인 프래그런스 향과 그을음을 유발하는 파라핀으로 건강에 해롭다. 캔들을 만들 때 쓰이는 왁스의 종류마다 특장점이 조금씩 있다. 천연 밀랍(비즈왁스) 비정제는 색소를 넣지 않아도 캔들을 만들면 노란빛으로 색이 곱고 예쁘다. 200ml 용기의 소이 캔들을 만들어 보자. 캔들을 만들 때 아로마 에센셜오일의 양은 캔들 총량의 10%를 넘지 않아야 한다.

① 캔들 용기 안 정중앙에 나무 심지 부스터에 최소량의 글루건을 쏘아 붙이거나 스티커로 고정시켜 준 후 용기의 높이에 맞게 심지 가위로 심지를 잘라준다.

② 핫플레이트의 내열용 비커에 밀랍 180g을 계량한 후, 온도를 너무 뜨겁지 않게 하여 서서히 녹인다. 다 녹으면 핫플레이트를 미리 끄고 비커를 내린다.

③ ②가 60도 정도 되면 준비한 에센셜오일 20g를 넣어서 천천히 젓는다.(분위기에 따라 향 선택)

④ 녹은 왁스가 50도 정도 되면 왁스가 굳기 전 캔들 용기에 천천히 부어 수평을 유지한다. 완성 후 굳은 표면이 고르지 않으면 드라이기의 약한 바람으로 살짝 녹여서 고르게 해 준다.

⑤ 왁스가 굳으면 완성이다. 캔들 용기에 예쁜 스티커로 장식하고 심지 위에 캔들 페이퍼, 태슬을 장식한다.

용기: 200ml 용기 / 왁스량에 따른 오일양(10%): 200g(20g) / 왁스: 밀랍 or 컨데이너 왁스180g / 부재료: 나무 심지, 심지 탭 / 에센셜오일: 20g(오렌지 8g, 로즈제라늄 6g, 로즈우드 6g) / 도구: 내열용 비커, 핫플레이트, 심지 가위 (윅트리머) 캔들 페이퍼, 글루건 또는 스티커

(5) 티트리 항균 MP 비누(녹여 붓기 비누)

가장 쉽게 만들 수 있는 MP$^{Melt\,\&\,Pour}$ 비누, 말 그대로 '녹여 붓기' 비누이다. 만드는 방법은 매우 간단하다. 향과 색을 연출할 수 있으며 첨가물 등을 넣어서 비누의 기능성을 높일 수 있다. 첨가물의 총량은 비누의 물러짐 방지를 위해 비누 베이스의 1%를 넘기지 않도록 해야 한다. 티트리오일의 항균, 항염 기능을 가진 푸른 티트리 잎사귀 향 MP 비누(200g)를 만들어 보자.

① 비누 베이스를 잘게 잘라 중탕 용기 안 내열 용기에 넣고 녹인다. 너무 뜨겁지 않도록 하는 것이 중요하다.

② ①에 꿀, 우유, 글리세린, 알로에베라 겔 등 선호하는 첨가재료를 넣는다. 만약 컬러 비누를 원한다면 천연색소를 조금 넣고 50도 정도 식으면 에센셜오일을 넣는다.

③ 비누를 몰드에 조금씩 붓기 시작하면 작은 기포가 여기저기 생긴다. 알코올을 수시로 뿌리며 기포를 없애준다. 기포를 없애지 않으면 비누가 굳으면서 기포 모양 그대로 굳어져 완성도가 떨어진다.

원재료: 비누 베이스 200g / 선호하는 아로마 에센셜오일 2g(40dr, 1%) / 첨가물: 글리세린 5g(알로에베라 겔, 꿀, 우유 등) / 색소 약간(녹차가루도 어울림) / 에센셜오일: 총량의 1% 이내(티트리 40dr)

기타 도구: 알코올 스프레이, 중탕기, 저울, 내열 용기, 시약 스푼, 핫플레이트, 비누 몰드

캔들을 자주 사용하는 편이라면 불을 켤 때는 캔들 라이터, 불을 끌 때는 캔들 윅디퍼를 사용하면 편리하다. 윅디퍼는 그을음 없이 깔끔하게 꺼주며 심지를 촛농에 담 궜다 다시 꺼내 세워 준다. 심지가 길어 그을음이 생길 때 심지를 자르는 가위(윅트 리머)도 있으면 편리하다.

– 캔들에 불을 붙인 다음 1~2시간 정도 캔들 표면이 고루 녹도록 충분한 시간으로 켜두는 것이 좋다. 캔들의 표면이 수평으로 고루 녹아 있을 때 캔들을 꺼야 한다. 가 운데만 움푹하게 타들어 가는 터널 현상을 방지할 수 있다.

– 캔들 만들 땐 고가의 오일을 쓰기엔 부담스러우니 가성비 높은 오일이 적당하다. 오렌지, 로즈우드, 그레이프프루트, 베르가모트, 레몬, 티트리, 라벤더, 제라늄, 페티 그레인, 일랑일랑, 로즈메리, 만다린 등 그날의 분위기에 따라 원하는 오일을 1~2 or 3가지 블랜딩해서 연출하면 된다.

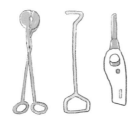

〈캔들 윅트리머, 윅디퍼, 라이터〉

천연 아로마 재료와 제품 구입할 수 있는 곳 & 강의 들을 수 있는 곳

천연 아로마 재료 구입처나 강의 들을 수 있는 곳에 대한 문의가 많아 TIP으로 정리하였다. 구입처는 인터넷 서치로 찾아도 되고, 지인의 소개를 받아도 된다. 아래 명시된 곳은 저자가 직접 구입하는 곳으로 특성을 잘 알고 있어 간략하게 소개한다.

아로마세이버 aromasavor.co.kr

영국 완제품으로 천연 순수 아로마 에센셜오일과 캐리어오일 외 램프 발향 제품, 천연 향수 등을 구입할 수 있으며, 언제나 신속 정확하고 친절함이 장점이다.

네트웍마케팅업체(아로마오일, 캐리어오일, 아로마오일이 들어간 퍼스널 케어제품)
네트워크마케팅업체에서 판매하는 아로마 에센셜오일과 캐리어오일 제품은 어떤 회사 제품이든 믿고 신뢰하며 사용할 수 있다는 것이 장점이다.

에코펙토리숍스쿨 ecofactory.co.kr

화장품 재료와 아로마 천연오일과 로션, 크림, 샴푸, 린스 베이스, 용기, 비누, 캔들의 재료와 용기, 스티커 등을 구입할 수 있다. 다양한 종류의 예쁜 스티커를 구입할 수 있다는 것이 장점이다.

아로마세이버 / 국제아로마심리상담코칭협회 www.iaakorea.co.kr

국제 아로마 심리상담 코칭협회는 한국직업능력개발원의 민간자격증 인증기관으로 체계적으로 배워 현장에서 강의할 수 있도록 실무적인 내용을 지원하는 것이 장점이다. 아로마 기초에서 전문 메디컬 과정까지 공부할 수 있으며 아로마 심리상담 코칭 과정, 아로마테라피 인사이트카드 프렉티셔너(인사이트카드)와 아로마 홍채 그리고 천연 DIY, 조향 등의 자격 과정과 원데이 과정을 운영하고 있다.

– 한국직업능력개발원의 민간자격증인증기관
– 아로마테라피 인사이트카드 공식 인증교육기관(국제아로마테라피전문가협회 전문강사)

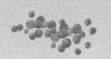

에필로그

이 책은 아로마테라피, 즉 아로마요법을 실생활에서 쉽게 활용하기 위해서 정리한 책이다. 에센셜오일은 인류와 함께 발전해온 물질로 영화 〈향수〉를 굳이 보지 않아도 인류를 마지막으로 구해 줄 선물임을 확신한다.

자연치유에 심취했던 대학원 시절 아로마에 대해 더 깊이 공부할 수 있었고, 박사과정 동안 병원과 센터에서 아로마테라피 임상과 아로마인사이트카드 심리상담을 무수히 경험하였다. 이 모든 경험을 바탕으로 집필한 책으로 더 많은 이들과 나누고 싶은 마음이다.

향, 아로마는 개인마다 다양한 결과를 가져오며 몸과 마음이 즉각 반응한다. 이 책에서 기술한 특정 아로마오일과 오일의 양은 본인에게 맞도록 적용하는 것이 더 바람직할 수도 있다는 것을 말하고 싶다.

한 방울의 기적이 만드는, 내 몸을 살리는 아로마테라피는 일상생활을 넘어 바이러스 등에도 힘을 발휘할 것이다. 개인적으로 향수 또는 화장품, 다이어트 & 힐링, 다양한 자연치료요법 등 자신과 맞는 아로마테라피를 찾아 온전히 느껴보기를 바란다. 책에서 안내한

대로 증상별 아로마를 사용해보고 또한 간단하게 만들 수 있는 아로마 DIY화장품 등을 만들어 사용해본다면 내 몸과 마음을 살리는 아로마테라피가 될 것이다.

원고 계약 후 2년이라는 긴 시간이 지나서 세상에 빛을 보게 된 책인 만큼 누군가에게 작은 도움이 된다면 행복하겠다. 이 책이 나오기까지 세종미디어 최규선 대표님과 편집장님, 예쁘게 책을 만들어주신 디자이너, 일러스트 작가님, 바쁜 시간에도 불구하고 감수해주신 곽명수 교수님 그리고 늘 내 일을 이해해주고 힘이 되어 주는 가족에게 사랑과 감사의 마음을 전하며 존경하는 부모님께 이 책을 바치며 사랑을 전한다.

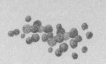

참고문헌

p.84
-Barbara Adorjan, Gerhard Buchbauer. Biological properties of essential oils: an updated review, 2010

p.85
-이정순, 유칼립투스 아로마요법이 폐활량 증진에 미치는 효과, 2010
-Young Sam Yu, Antibacterial Effect of Eucalyptus Oil, Tea Tree Oil, Grapefruit Seed Extract, Potassium Sorbate, and Lactic Acid for the development of Feminine Cleansers. 2021

p.103
-Clara Dobetsberger & Gerhard Buchbauer, Actions of essential oils on the central nervous system: An updated review, 2011

p.104
-Shinichiro Haze et al, Grapefruit oil attenuates adipogenesis in cultured subcutaneous adipocytes, 2010

P.106
-American Psychiatric Association, DSM-V: Diagnostic and Statistical Manual of Mental disorders. : DSM-5th ed. Washington, DC: American Psychiatric Publishin; 2013
-우울증, 질병관리청, 국가건강정보포털 우울증, 2020

p.114
-오지영, 페퍼민트오일의 모발 성장 및 항비듬 효과, 2007

p.133
-Robert Tisserand, Tony Balacs, Essential Oil Safety: A Guide for Health Care Professionalshttps, 1992
-Hsin-Chun Chen et al, Immunosuppressive Effect of Litsea cubeba L. Essential Oil on Dendritic Cell and Contact Hypersensitivity Responses, 2016

p.137
-Maja Tomic et al, Antihyperalgesic and antiedematous activities of bisabolol-

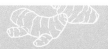

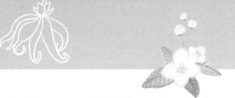

oxides-rich matricaria oil in a rat model of inflammation, 2014

p.137
-이미향, 아로마요법이 중환자실에 입원한 심장 스텐트 삽관 환자의 안위, 불안 및 수면에 미치는 효과, 2006

p.145-146
-이종순, 샌들우드와 로즈 앱솔루트 에센셜오일이 각질 형성 세포의 분화와 모발 성장에 미치는 영향, 2009

p.146
-F Benencia, M C Courrèges, Antiviral activity of sandalwood oil against herpes simplex viruses-1 and-2, 1999

p.151
-D. Monti et al, Niaouli oils from different sources: Analysis and influence on cutaneous permeation of estradiol in vitro, 2009
-Occurrence of various chemotypes in niaouli [Melaleuca quinquenervia (Cav.) S. T. Blake] essential oil from New Caledonia, 2006

p.155
Geun Hee Seol, Myung Hee Jung, Effect of Bergamot Essential Oil-Inhalation on Chronic Pain after Surgery for Lumbar Spinal Stenosis, 2011

p.160
-이은진, 제라늄 및 팔마로사 에센셜오일의 항산화 및 항균 효과 연구, 2010

p.161
-Clara Dobetsberger & Gerhard Buchbauer, Actions of essential oils on the central nervous system: An updated review, 2011
-Yong Seok Park et al, Acetyl-11-keto-beta-boswellic acid (AKBA) is cytotoxic for meningioma cells and inhibits phosphorylation of the extracellular-signal regulated kinase 1 and 2, 2002
-Choi Woi-Sook, Inhibition Effects of Frankincense Oil on Skin Aging (II): Focussed on Histological Observation, 2008

p.161
-Buckle J. Clinic, Aromatheraphy in nursing, 2003

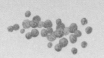

p.165
-Seo Yeon Choi, The effects of aroma oil inhalation therapy on appetite, sleep, and stress in middle-aged overweight women : a randomized controlled trial, 2016

p.184
-오홍근, 오홍근 박사의 향기요법, 2000

p.188
-T Field, Pregnancy and labor alternative therapy research, 2008

p.192
-Burns et al, Aromatherapy in childbirth: An effective approach to care, 1999

p.210
-김숙정, 아로마 흡입이 수험생의 고3증후군과 피로에 미치는 효과, 2014

p.210
-김미향, 김영철, C57BL/6마우스에서 로즈메리오일의 육안적, 조직학적 모발 성장촉진 효과, 2010

p.210
-남경돈, 향이 뇌파에 미치는 영향에 관한 연구, 2001
-Worwood VA, The complete book of essential oils & aromatherapy, 1991

P.217
-Kyung-Bok Lee, The changes of neurotransmitters, depression inventory and sleep effect by aromatherapy in the menopause women and dementia patients, 2013
-Seung-wan Choi, A Study on the Effect of Aromatherapy on Behavioral and Psychological Symptoms of Dementia-Focused on the Elderly in a NursingHome, 2008

p.233
-Young Sam Yu, Antibacterial Effect of Eucalyptus Oil, Tea Tree Oil, Grapefruit Seed Extract, Potassium Sorbate, and Lactic Acid for the development of Feminine Cleansers, 2021
-박은하, 비듬 증상 완화를 위한 에센셜오일의 유효성 연구-티트리 중심으로, 2005

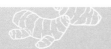

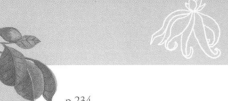

p.234
-Clara Dobetsberger & Gerhard Buchbauer, Actions of essential oils on the central nervous system: An updated review, 2011
-이미향, 아로마요법이 중환자실에 입원한 심장 스텐트 삽관 환자의 안위, 불안 및 수면에 미치는 효과, 2006

p.234
-Buckle, J. Aromatherapy: Does it matter which lavender essencial oil used, 1993
-김양희, 라벤더오일을 이용한 아로마 손 마사지가 입원 노인에서 수면의 질 개선에 미치는 효과, 2010

p.241
-Proposal of Product Design for the Separation Anxiety of One-person Households Companion Dogs. Ji-Heon Oh, 2020

p.242
-Ali Zarei et al, Comparison between effects of different doses of Melissa officinalis and atorvastatin on the activity of liver enzymes in hypercholesterolemia rats, 2014

p.266
-Kim, In Su et al, The Efficacy of Oral Low Molecular Weight Collagen Peptide for Skin Recovery after Fractional Photothermolysis Laser Treatment, 2012

전반적인 향기 요법 참고
-Tisserand RB, The Art Of Aromatherapy, 1978
-Buckle J. Clinic, Aromatheraphy in nursing, 2003

아로마오일 적용에 참고
-NIH, National Institutes of Health. Aromatherapy With Essential Oils (PDQ®)-Patient Version, 2017

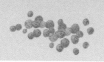

INDEX